Dr.ブランチの ケースカンファレンス 英語 LIVE

絶対受けたい！

ジョエル・ブランチ
井上健司［著］

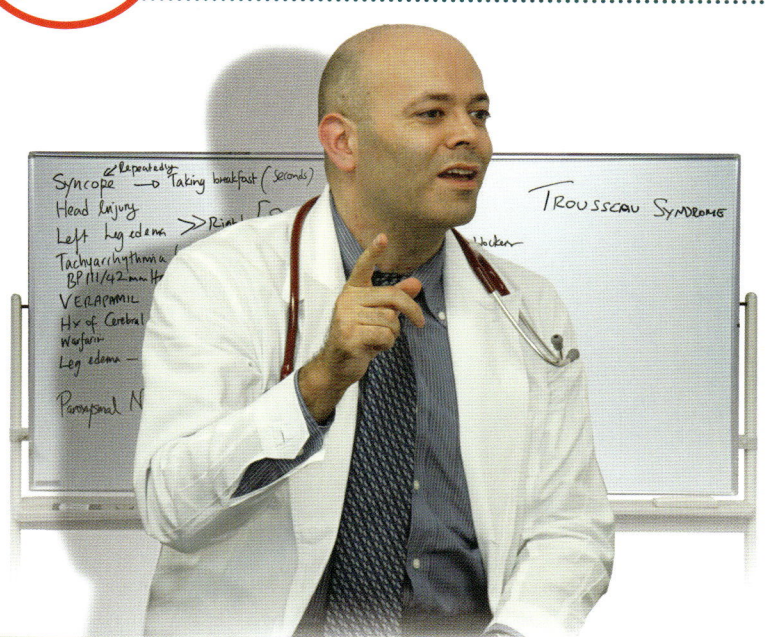

羊土社
YODOSHA

謹告

　本書に記載されている診断法・治療法に関しては，発行時点における最新の情報に基づき，正確を期するよう，著者ならびに出版社はそれぞれ最善の努力を払っております．しかし，医学，医療の進歩により，記載された内容が正確かつ完全ではなくなる場合もございます．

　したがって，実際の診断法・治療法で，熟知していない，あるいは汎用されていない新薬をはじめとする医薬品の使用，検査の実施および判読にあたっては，まず医薬品添付文書や機器および試薬の説明書で確認され，また診療技術に関しては十分考慮されたうえで，常に細心の注意を払われるようお願いいたします．

　本書記載の診断法・治療法・医薬品・検査法・疾患への適応などが，その後の医学研究ならびに医療の進歩により本書発行後に変更された場合，その診断法・治療法・医薬品・検査法・疾患への適応などによる不測の事故に対して，著者ならびに出版社はその責を負いかねますのでご了承ください．

推薦の言葉

　2011年，イギリスの医学誌『The Lancet』が「Japan : Universal Health Care at 50 Years（日本：国民皆保険達成から50年）」と題した特集を組み，日本の保険医療の素晴らしさと課題を浮かび上がらせた．世界を代表するジャーナルに評価を受けたことは日本の医療に身を捧げてきた立場として率直に喜ばしいが，一方で，未だ達成されないものがあることも認めざるをえない．それは何か？本書には，読む者にとってはその1つが巧みに示されていると思う．

　現在の医師臨床研修制度は全国一律にどの病院で研修したとしても一定レベル以上の医師が育つよう標準化されることを狙っているが，そのなかでもオリジナリティを発揮することが個々の病院に求められ，医学生や研修医も求めている．いまや病院は患者さんからだけではなく，医学生，研修医からも選ばれる時代となった．そして，人的資源こそ，そのオリジナルを生む源泉である．無論，わが順天堂大学医学部附属練馬病院スタッフ個々の充実度は自負するところであるが，当院臨床研修のさらなる特徴，充実を求めた先が，ブランチ先生であり，その優れたケースカンファレンスであった．

　ブランチ先生によるカンファレンス開始以来，その評判は院内研修医に留まらず，医学生や近隣の研修医も耳することとなり参加の輪が広がっている．その人気の秘密は一体何か？本書を手にとっていただければ，その理由を臨場感をもって感じてもらえる一冊に仕上がっている．それは，医療面接を重視し，多々ある病歴から疾患を絞り込む情報を見抜く目であり，鑑別へと至る身体所見の意味を察知する目であり，本書を読破した暁には，目の当たりにした必須の思考プロセスが，自らの血肉となり財産となるに違いない．

　また，日本の医師にとって英語は，航海士にとっての海図や羅針盤であり，必須のツールである．本書に記された英語によるケースプレゼンテーションの基本的な型を，研修医のうちに修得することができれば，これから先の医師人生は海を越えてさらなる広がりをもつであろう．

　当院で行われるブランチ先生のカンファレンスをコーディネイトし，ブランチ先生とともに本書を作り上げてくれた井上健司先生は，順天堂大学医学部を卒業後，日野原重明先生率いる聖路加国際病院で研鑽を積んだ俊英である．本書でもカンファレンスでも，適宜，重要な解説を加えてくれていることで，読者や参加者にとってより正確に理解が進むこととなった．また，イギリスと日本の医療の差異を感じさせてくれる箇所もあり大変興味深い．

　最後に，彼の国イギリスから遥か極東の日本までやってきてくださったジョエル・ブランチ先生にあらためて感謝したい．彼がカンファレンスや本書を通して，日本の若き医師たちに伝承した臨床推論力は，彼らの内に宿りこの国の医療を支える礎となるであろう．

　冒頭，『The Lancet』の指摘の1つは，日本におけるプライマリ・ケアや総合医の一層の充実を説くものであった．本書が必ずや読者に，医療面接を重視し臨床推論を進めるという時代が求めるスキルをもたらすことをお約束する．

2012年3月

順天堂大学医学部附属練馬病院
名誉院長　**宮野　武**

Dear Colleagues

I first came to Japan in 1998 as a medical student, sponsored by Professor Gerald Stein and Dr. Makoto Aoki, whereby I was able to observe resident medical practice. I was struck by the major difference in practice whereby some Japanese residents rarely asked detailed questions to patients and only undertook a cursory physical examination. It was clear to me that technology and time restraints on seeing patients had caused classical history taking and physical examination skills to be lost or left by the wayside and I truly wanted to resurrect this invaluable skill of clinical medicine.

Upon returning to the United Kingdom(UK), I trained in general internal medicine for many years and later undertook specialist training in diabetes and endocrinology. However, I really wanted to teach and to make a difference in medical education : I decided that it was Japan that I wanted to come back to.

I was fortunate to be recognized by Shonan Kamakura General Hospital(SKGH) at which I have now been teaching for over 5 years. In establishing the effective training system at SKGH with introduction of bedside rounds, simulation skills teaching of clinical procedures and ACLS instruction, and emergency medicine rounds weekly, there has been much notable success and notoriety of this postgraduate training system.

The idea for a book on " live cases" came about during the teaching sessions at the Juntendo Nerima hospital with my attendances endorsed by Shonan Kamakura General Hospital. With such excellent patient cases and vibrant discussions it would have been a shame not to share them with the medical community at large.

This book has been written with medical students and junior residents in mind to stimulate critical thinking that is so important in considering differential diagnosis at the bedside in medicine. With the advances in medical technology the basic teachings of history and physical examination, collectively referred to as "clerking" in the UK, have taken on less emphasis in medical training and hospital practice in Japan. I feel this is detrimental to the patient who is now put through multiple blood tests and scans which can sometimes be avoided with a good and focused "clerking". Moreover, although there has been the introduction of OSCE in Japanese medical training, in many instances, it unfortunately does not provide the student with sufficient skill to make physical diagnosis in clinical reality. This book is not an A to Z compendium of clinical signs but in the cases where clinical signs are present, the book attempts to put such signs into clinical context and to provide relevance and meaning for the reader.

The content of the book is a collection of patient cases presented and discussed on a monthly basis by junior residents in English. Such cases took into consideration particular elements of effective history taking that can allow diagnoses to be made followed by focused beside physical examination demonstration of the patient. As a group, we generated many wonderful diagnoses over the period of acquiring cases to be presented in this text.

Each case has a section of key points as take home messages backed up by current evidence. These provide important learning points about the diseases and where physicians can avoid mistakes.

There are many varied ways in which junior residents have presented cases to me over the years but there is no general standard. As a result, a chapter has been devoted to show a way in which the presenter has some framework for history taking but also for presentation to the audience in English. Why in English I hear you ask? Well, it's very simple. Many Japanese physicians want to visit abroad to be involved in international conferences. Some may be required, as part of their presentation, to present a case especially in working groups for problem based cases. Currently, the case presentation method used in Japan is different compared to international methods with some sections of history being in a different order, or with more emphasis being required e.g. medication details and Review of Systems sections. Consequently, the method of presenting effectively by Japanese physicians in English is important in order that they have an equal opportunity to participate in foreign meetings.

Finally, I would like to dedicate this book to my wife Ikuko, and children, Leo and Loui. Thank you for your patience whilst I typed for so many hours. Thanks to my parents for all the years of advice.

Additional thanks go to Mr Yosuke Kitamoto of Yodosha Co., LTD for his significant assistance in the production of this book without which it could not have become a reality. I would like to also thank several other notable people including my coauthor Dr Kenji Inoue for his excellent organizational skills for the cases, his dedication to detail, excellent clinical questions and explanations of pathophysiology and laborious translation from reams of English into Japanese. I would also like to thank Professor Takeshi Miyano and Professor Kuniaki Kojima of Juntendo-Nerima hospital, without whom this book would not have been possible. Additional thanks go to Dr Torao Tokuda (Chairman), Dr Takao Suzuki (honourable director) and the staff of SKGH. Finally, great thanks to Professor Makoto Aoki and Professor Gerald Stein for their never-ending support and belief in me as a medical teacher in Japan.

My sincere condolences go out to the families of the people who were lost following the Great earthquake and tsunami of 11th March 2011. I hope that Japan can recover from this tragedy in time and that the many scars will heal.

Joel Branch

Director of Internal Medical Education and Simulation Skills Training
Shonan Kamakura General Hospital
Kamakura City

March 2012

序 読者の皆様へ

　私が初めて来日したのは医学生時代の1998年でした．Gerald Stein教授と青木眞先生の御好意で日本の研修医の臨床現場に触れることができました．そこで私は，研修医たちの診察（問診や身体所見）を見て驚きました．彼らの患者診察は技術も含め未熟であることはしかたがありませんが，そこにあまりに時間をかけません．その結果，昔ながらの丁寧な問診や診療技術は取得することが難しくなるのではないかと感じました．これが私が身体所見を含めた医療面接の重要性を彼らに説明したいと強く意識したきっかけになりました．

　英国に戻ったのち，私はしばらく総合診療医としてのトレーニングを積んだ後，糖尿病と内分泌疾患を専門とした診療を行いました．しかし私は鑑別診断・診断推論を軸とした医学教育を行いたいと強く感じ，日本に戻ることを決意いたしました．

　幸いにも湘南鎌倉総合病院が私を採用してくださり，現在5年が経過しようとしております．当院の教育システムは非常に確立されております．ベットサイドティーチング，シミュレーション器具を用いた教育やACLS講習も開催できます．救急病棟のラウンドも毎週あり，卒後教育病院として非常に優れた病院の一つと周囲から評価をいただいております．

　本書刊行に際して，私は「臨場感ある診療教育」を特に意識しました．湘南鎌倉総合病院から許可をいただき，毎月，順天堂大学医学部附属練馬病院に訪れ症例検討会を研修医とともに行っております．本書では同検討会で提示された興味深い症例や白熱した議論などを最大限詳細に再現してみました．

　本書の対象は医学生および研修医ですが，彼らによく覚えてほしい重要な鑑別診断やベッドサイドでの診察を特に強調しました．基本的な医療面接や身体所見は，イギリスでは"clerking"と言いますが，医療機器の進歩により，ここ日本ではあまり医学教育や研修医教育のうえで重要とは言われなくなってきております．私はこのような傾向が患者さんに多くの採血や画像検査を強いることになり，およそよく考え抜かれた"clerking"とときおり異なったものとなり，結果，不利益をもたらすのではないかと危惧しております．また日本ではOSCEが行われておりますが，残念ながら学生に十分な臨床での身体診断技能の教育がなされているとは言えません．本書ではいわゆる所見のとりかたの羅列はあえて避け，むしろ所見があった場合に，それがどのような意味をもつのか，どのように特徴的であるかを記しました．

　本書には，毎月，初期研修医によって英語でプレゼンテーションされた症例が収録されています．個々の症例検討から現病歴においてどれが重要な項目か，鑑別診断にはどの項目に注視すべきかをベットサイド診察から得られた情報とともに解説しました．症例によってはきわめて興味深いものもあります．

　それぞれの症例ではTake home messageという欄を設け，現時点でのエビデンスを踏まえたエッセンスを記載しております．病態生理や知識の整理に使っていただき，誤りやすいミスを防げればと考えております．

　研修医のプレゼンテーションは各自の病歴聴取のしかたや英語の能力のために，ある意味典型的な型にはなっていないかもしれません．そのため，各チャプターそれぞれで，統一した形式で医療

面接，身体所見をとるよう指導し，また，英語でのプレゼンテーションも同一形式をなぞるようにしました．でもなぜ英語でと思われるかもしれません．ただ，その答えは簡単です．多くの日本の臨床医は国際学会への参加，発表を望んでいます．そこで症例を提示したり，議論するためには英語でのプレゼンテーションは必須の能力といえます．現在，日本で行われている症例提示法は海外の方法と比べると異なる点がいくつかあります．例えば，病歴聴取のしかた，記載法や，もっと強く意識をしてもらいたいと願っておりますが，内服状況の把握，それにReview of Systemsの項目の欠如などがあげられます．こういった点は海外で症例提示をする際の，ある意味決めごとであるため，理解することは大変重要と考えています．

　最後に，常に私を支えてくれてる妻，郁子と愛すべき子供たち，理央，瑠唯に本書を捧げたいと思います．また私の両親，多くのアドバイスをしてくださった先生方，友人に感謝申し上げます．

　羊土社北本陽介氏の適材適所のアドバイスをいただけたことも本書を刊行できました大きな要因です．感謝申し上げます．共著者であります井上健司先生には，症例提示一般における細部に渡ってオーガナイズしていただきました．またときに重要な質問をしてくださったり，研修医たちへの和訳をしながらの説明や，逆に病理所見や検査所見を英語で私に説明してくださったことなどに大変感謝申し上げます．宮野武順天堂大学医学部附属練馬病院名誉院長，児島邦明同院長には本書を作成するにあたって，強いご推薦をいただきました．心より御礼申し上げます．私の日本での師である徳田虎雄医療法人徳洲会理事長，鈴木隆夫湘南鎌倉総合病院名誉院長ならびに同院スタッフの先生方に感謝申し上げます．最後に青木眞先生，Gerald Stein教授から常に励ましのお言葉をいただき，心より御礼申し上げます．

　2011年3月11日に起こりました東日本大震災で被災されました方々に心よりお見舞い申し上げます．私は日本のこの大きな傷が一日も早く癒え，この悲劇から立ち上がられることを願って止みません．

2012年3月

湘南鎌倉総合病院　医学教育専任医師
ジョエル・ブランチ

（翻訳／井上健司）

カラーアトラス

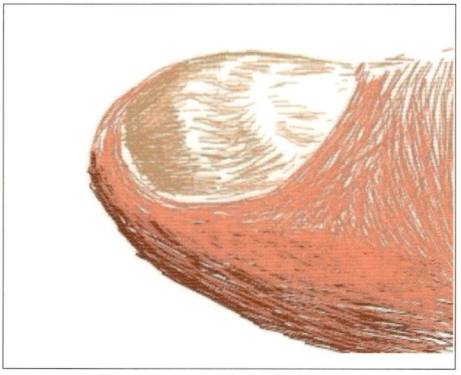
● Beau's line
（概論参照）

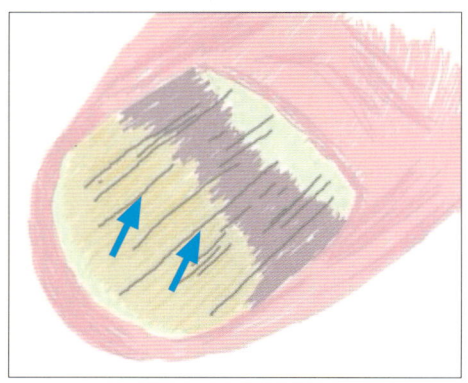
● Onycholysis of psoriasis
（乾癬性爪剥離）
（概論参照）

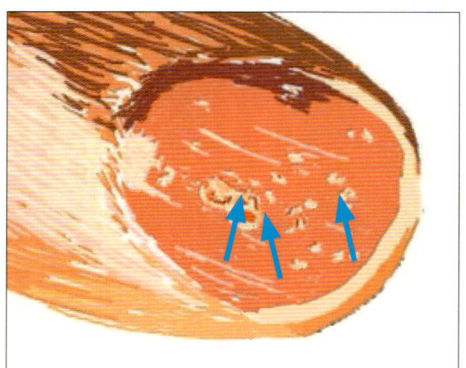
● Nail pitting of psoriasis
（乾癬性爪甲陥凹）
（概論参照）

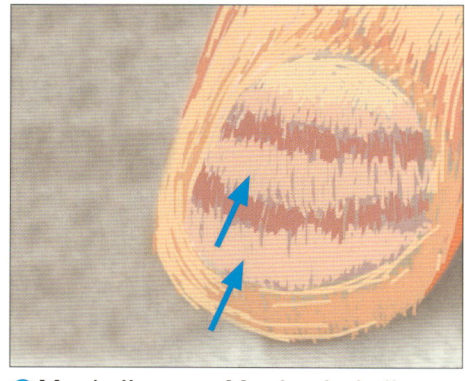
● Mee's lines or Muehrcke's lines
（概論参照）

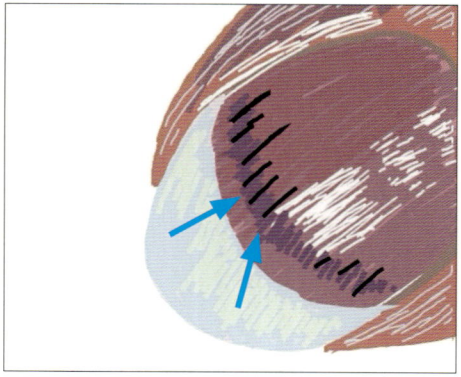
● Splinter hemorrhages
（線状出血）
（概論参照）

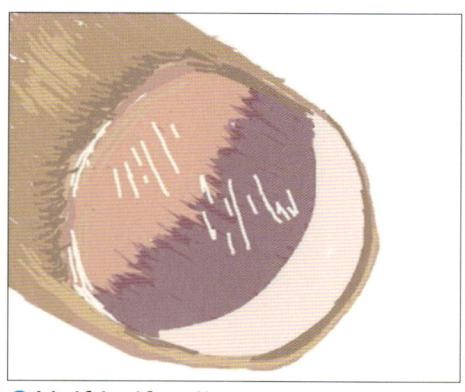
● Half-half nails
（概論参照）

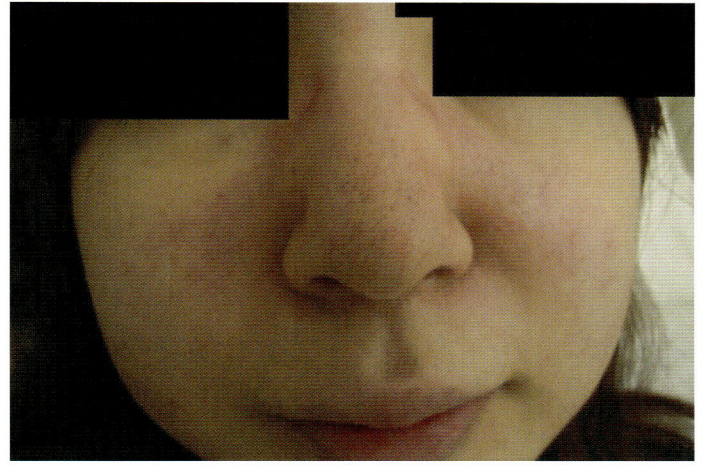

● **蝶形紅斑様皮疹**
顔貌には蝶形紅斑様皮診を認める．ただし鼻唇溝のスペースにも紅斑はみられている
（**case3** 参照）

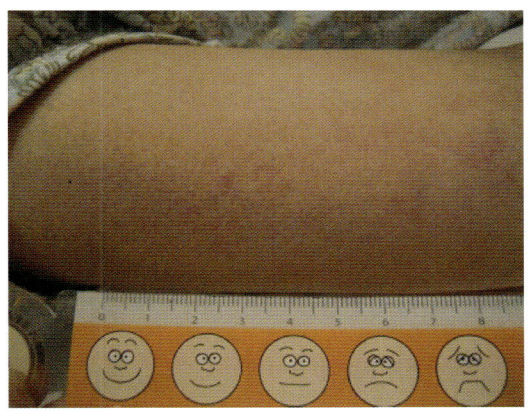 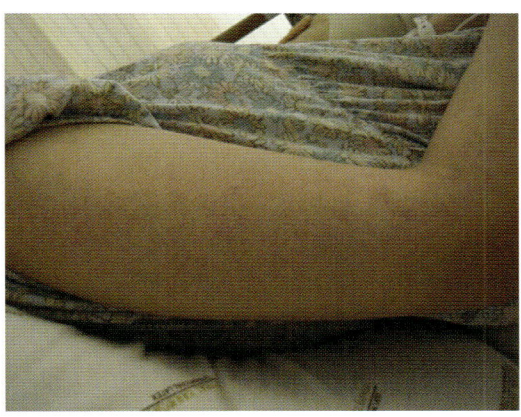

● **網状皮斑（livedo reticularis）**
（**case3** 参照）

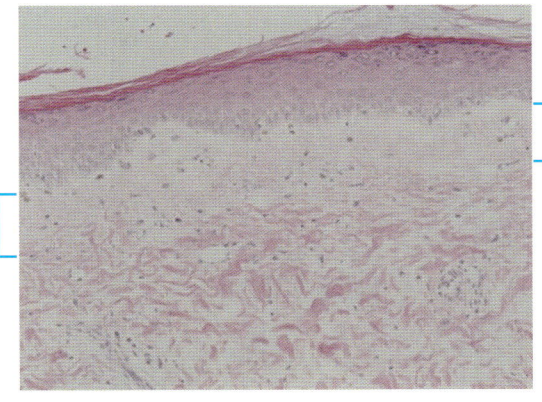 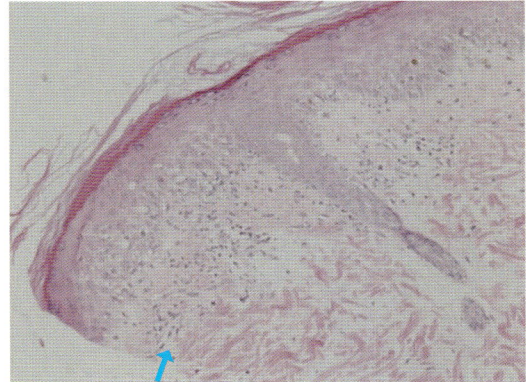

● **皮膚生検結果**
表皮下の浮腫（[ ]）は著明．血管周囲性に軽度の炎症性細胞浸潤（→）がみられる（**case3** 参照）

Dr.ブランチの絶対受けたい！ケースカンファレンス英語LIVE

目次

推薦の言葉 3
Dear colleagues　序　読者の皆様へ 4
カラーアトラス 8

概論　Dr.ブランチ流 デキる！と言われる入院時病歴の記載のしかた 14

case1　CAT DIED IN HIM G で鑑別診断 28
今回の症例は1カ月継続する発熱と胸部痛を訴えに来院された32歳女性です．頻度の高い訴えなので多くの鑑別診断をあげることができると思います．しかし，問診だけでかなり診断名を絞ることができます．どこがポイントか具体的に示しながらアプローチしてみます．

case2　Common Things Are Common 36
2回目の今回は神経学的所見の取りかたを学びます．神経学的所見の診察は多岐にわたり，ついつい敬遠されがちですが，系統的に理解すると身体所見で病巣を明確に言い当てられる分野でもあると思います．

case3　皮膚所見を制するものは鑑別診断を制す！？ 44
皮膚は最も容易に接しやすい"臓器"と言えるので，鑑別診断の有効な根拠や所見となりえます．まずは正確にその所見を描出できるようにすることが，皮膚所見を学習するうえで重要です．そうすれば，その所見が何から来るものかわからない場合に，皮膚科専門医にたとえ電話で相談しても確定診断をつけることさえできるのです．

case4　uncommon な病気でも common な診察法！？ 56
今回は高安病と診断されている患者さんが，労作時呼吸困難，間欠性跛行を主訴に他院より紹介受診されたケースです．そのため今回は鑑別診断はありません．ポイントは現代病

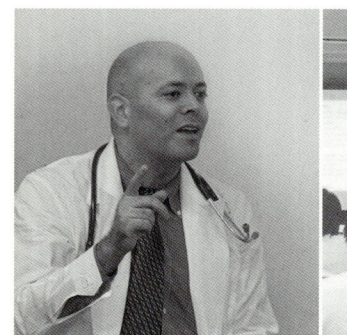
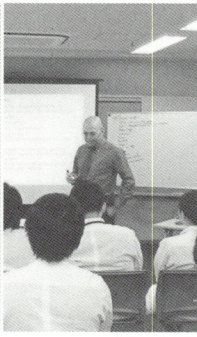
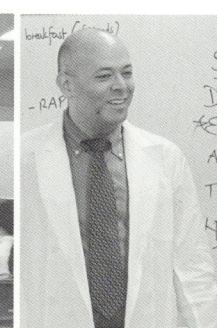
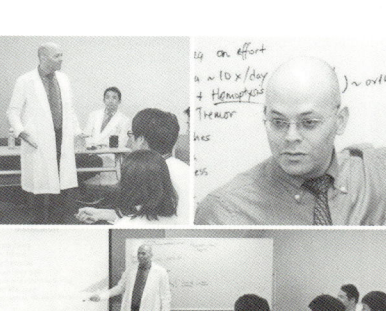

といわれる心血管病の診察です．心臓の聴診以外にもいろいろ診察すべき箇所があることを，この機会に学びましょう．

case5 Occam's razor and Hickham's dictum ······ 66

鑑別診断の際には，頻度の高い疾患（Common diagnosis），可能性の高い疾患（Likely diagnosis），そして決して見逃してはならない疾患（Must not miss diagnosis）と順序づけをすることが大切です．今回の61歳男性のケースを通してみていきましょう．

case6 多彩な症状を呈する症例でのアプローチ ······ 74

前回のHickham's dictumの考えかたで示したように，50歳以上の患者さんは複数の疾患に罹患しうることを十分に想定しないといけません．それに加え高齢者では上手に訴えを話すことができない方も大勢いらっしゃいます．そのようななかで正しい診断に結びつけるには，いくつかのアプローチ法を身につけなくてはなりません．今回は，その1つを学びましょう．

case7 診断推論の基本はcommon is common．でも今回は別… ······ 84

今回のケースでは，病態は痙攣というcommon diseaseですが，患者さんは発育障害も伴っています．24歳ですので，病気を一元的に考えるようにしてアプローチしてみましょう．

case8 Sweet Sixteen ······ 92

問診，身体所見，それから近医の検査データから重要な事実事項を集めプロブレムリストを作成すると，本症例のようにいくつかの問題が1つの病態によるものだということが理解できるようになります．

case9 名医はJ.Branch，感染症のフォーカスはJ.BURANCH is ······ 100

外来の先生や開業医の一部の先生方に発熱に対して広域抗菌薬を処方される先生がいらっしゃいます．入院患者さんと違って日に何度も診察ができないため，やむを得ない状況は十分理解できるところです．しかしどの菌をカバーし，どういった副作用があるかは，正確に理解しておかないと，原疾患の特定が困難になることがあります．

case10 common disease は common な disease と
認識しないと鑑別に思い浮かばない ·· **114**
 Common disease とは，ある程度経験を踏み，出会う回数が増えないと実感として感じないのかもしれません．出会うことで経験を培うことはとても大切ですが，でもそれを踏み台にされた患者さんはたまりません．経験のない研修医は，だからこそcommon diseaseという言葉を強く意識しなくてはなりません．今回のカンファレンスには，ジェラルド・スタイン先生も特別講師として参加されます．

case11 完全なる便秘の謎に挑む ·· **124**
 鑑別診断に多くの疾患名をあげるトレーニングを本書では意識して展開していますが，同時に，①Most likely と②Must not misdiagnosis という2つの軸を意識して行うことが肝要です．本ケースにおけるMost likely と Must not はそれぞれ何か，想像しながら読み解いてみましょう．

case12 中高年発症の気管支喘息初発といえば… ·· **134**
 Common disease の診断の難しさは，典型症状があるからといって，その疾患とは限らないところにあるかもしれません．喘鳴の存在は必ずしも気管支喘息の存在を意味しないという言葉は有名です．

case13 腫瘍マーカーはやみくもに測定してはいけません！ ······························ **144**
 悪性疾患を疑う症例のときに，腫瘍マーカーを安易にオーダーするケースがしばしばみられます．いわゆるバイオマーカーはそれぞれ診断用，スクリーニング用，予後判定用，治療効果判定用と用途をわきまえてオーダーしないとデータに振り回されて不必要な検査をすることになります．

あとがき ··· **154**
索引 ·· **155**

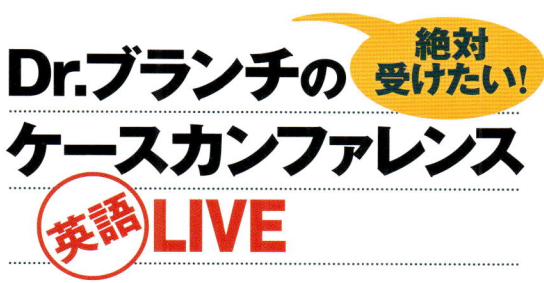

概論 Dr.ブランチ流 デキる！と言われる入院時病歴の記載のしかた

1. 主訴＆Patient Profile

①患者さんの基礎データの記載

まず書き出しは，例えば『54歳女性が咳嗽を主訴に来院した．』で始まりますが，必要な要素として，下記の生活背景を盛り込むと有益です（Patient Profile）．

1．働いているか？ リタイアしているか？
2．自宅に住んでいるのか？ 施設にいるのか？

また，患者さんによっては脳梗塞や認知症，知能レベルの障害などによって上手に話すことができない方もいらっしゃいます．そのような情報も盛り込むとよいでしょう．

さらに，key personは誰か，悪性疾患であったら告知内容なども記載しておくといいでしょう．

2. 現病歴

■ SOCRATES

症状開始時期，その症状の継続期間をできるだけ正確に記載します．その際にはSOCRATESと覚えてインタビューすると効率的です．

- **S**ite（箇所）
- **O**nset（発症時）
- **C**haracter（性状）
- **R**adiation（放散）
- **A**ssociation factor（随伴症状）
- **T**iming（時間経過）
- **E**xacerbation of symptoms（増悪因子）
- **S**ocial affect（重症度に応じて社会的に影響されるかどうか）

■ 現病歴と既往歴のどちらに記載するか

現病歴内に，特に有用と思えなければ既往を記載する必要はありません．逆に原因になるであろう既往はきちんと記載します．

①記載すべき例

『マルファン症候群と診断を受けている患者さんが突然自覚した胸痛を主訴に来院した．』
→「突然」という表現が大動脈解離を想起させる

②記載すべき例

『1型糖尿病で加療中の患者さんが，意識消失と呼吸苦を主訴に来院した．』
→意識障害が糖尿病性ケトアシドーシスを想起させる

③記載する必要のない例

『聴覚障害のある患者さんが皮疹，発熱，口渇を主訴に来院した．』
→この場合，聴覚障害の有無は特に診断に寄与しないので，現病歴には記載する必要はなく

既往歴に記載します．

3. 既往歴

- 年齢，もしくは西暦何年という形で記載します．
  例)『急性心筋梗塞 1993 年，1995 年，2001 年発症．1995 年に 2 カ所，左前下行枝と回旋枝に冠動脈ステントを留置した．』
- 輸血歴や入墨を入れた時期も記載します．
- 喘息，アスベスト吸入歴，虚血性心疾患，COPD（chronic obstructive pulmonary disease, 慢性閉塞性肺疾患），糖尿病，高血圧症，結核，結核発症者との接触の有無などは，いわば common disease ですので，こちらからお尋ねしないといけません．

4. 薬物服薬歴

- 一般名で，1 日量，投与方法を記載すること．内容から原疾患の治療状況がよくコントロールされているか，そうでないかなど，うかがい知ることができます．特に吸入薬やホルモン療法（ピルなど）は副作用にも注意しておくこと．
- 薬物アレルギーに関しては具体名も含めて症状も書いておくこと．
  例)『湿疹や喘息などが誘発された．下痢，嘔吐など．』
- 造影剤に関するアレルギーは造影剤の品名だけでなく，どのような検査で，どのような投薬方法で（経口か経静脈か），投与後何分くらいでどのような症状を認めたかまで記載してください．
- CT など造影剤の注入による反射で嘔吐する方がいらっしゃいますが，これをアレルギーと記載してしまうことがあります．
- 麻薬使用歴があれば，やはり記載すること．

5. 家族歴

- いつ，誰が，何歳で，どのような病気で亡くなったかを記載すること．
- また，遺伝病であれば，系統図を一緒に記載すると常染色体優性，劣性遺伝などが理解しやすくなります．

6. 社会歴

①家族構成

「どなたと暮らしていますか？」と尋ねます．「奥様（ご主人）はいらっしゃいますか？」という質問はときに失礼になることがあります．

②性交歴

聞きにくければ，「みんなに聞いているんです」や「聞くことになっているんです」と前置きして尋ねるといいです．

パートナーが異性か同性かも確認しておきます．

③住宅

戸建てかマンションか？マンションであれば，何階に住み，エレベーターの有無やだいたい何段くらいの階段があるのか？新築であるかどうか（新築の場合，接着剤のホルムアルデヒドで誘発される喘息があります）？

④身体制限の有無，介護認定がどのくらいか？介護者がいるか？

⑤ペットの有無

⑥海外旅行の有無

もしあれば，どこに，いつごろ，どのくらい，その間，虫に刺されたり動物にかまれたことがないか，ワクチン接種や予防薬を服薬されていたか，食事はどのようだったか，性的交渉があったか，も記載するとよいです．

⑦喫煙歴，飲酒歴

必要に応じて CAGE 質問（C＝cut down, A＝angry at criticism, G＝guilty feelings, E＝eye opener）をするとよいです．2個以上だとアルコール量過多となるため，必要に応じてアルコール依存症プログラムを履行したことがあるか確認すべきです．

> **C** 飲酒量を減らさなければいけないと感じたことがありますか
> **A** 他人があなたの飲酒を非難するので気にさわったことがありますか
> **G** 自分の飲酒について悪いとか申し訳ないと感じたことがありますか
> **E** 神経を落ち着かせたり，二日酔いを治すために，「迎え酒」をしたことがありますか

たとえ週末しか飲まない，という回答でも実際には多く飲む方もいるので，具体的な量を確認すべきです．

アルコール10 g＝1基準飲酒量（1ドリンク）として計算する．		
日本酒（15％）1合	20 g	（1ドリンク＝0.5合＝80 mL）
ウイスキー（40％）ダブル1杯	20 g	（1ドリンク＝シングル1杯）
ビール（5％）中瓶1本（500 mL）	20 g	（1ドリンク＝250 mL）
缶チューハイ（7％）1缶（350 mL）	20 g	（1ドリンク＝350 mL缶の半分）
焼酎・泡盛（25％）1合	32 g	（1ドリンク＝50 mL）
ワイン（12％）グラス1杯	10 g	（1ドリンク＝グラス1杯＝100 mL）

低リスク飲酒の推奨値は各国で異なりますが，欧米ではアルコール量として1日20～30 g となっています．アルコール量として1日約60 g以上を5年以上連続して飲んでいると臓器障害を起こすリスクが高まります．

また，患者さんの答えかたで「焼酎を薄めてコップ3杯」という表現があります．このようなときは，例えば焼酎瓶のサイズを尋ね，それがどのくらいで消費されるかを質問するといいでしょう．例えば，一升瓶が10日間でなくなるのであれば，180 mL／日となるので，32 g×1.8合／日→57.6 g／日となります．

7. Review of systems

Review of systemsの記載は陰性所見のみで，陽性所見はここのセクションにではなく，現病歴に記載すること．このように分類して記載すると，一目で陽性所見と陰性所見を確認しやすくなります（case3参照）．

8. 身体所見

1. バイタルサイン

- 腋下体温，血圧，脈拍（整か不整か），呼吸数（整か不整か，無呼吸やチェーンストークス様など）をそれぞれ記載します．酸素飽和度（投与酸素条件も記載）も測定されていたらここに記載すること．
- 意識レベルの評価としてはGCS（Glasgow Coma Scale）を用いるのが一般的ですが，日本ではJCS（Japan Coma Scale）も使われています．各病院によって使用されているスケールが異なるので，そこのスタイルに合わせていいと思います．ただ，人によってはどちらかで表現する場合があるので，それぞれのスケールは理解しておく必要があります．

2. 一般的な観察

- まず視診で患者さんの全体の印象を3段階に分けて記載します（良好，不良，著しく不良：well, unwell, very unwell）．これは見たままの印象でかまいません．

3. HEENT

- HEENTはHead, Eyes, Ears, Nose, Throat（including the mouth）の頭文字をそれぞれとった名称です．
- 頭部の外傷や変形がないか，眼でしたら貧血や黄疸になっていないかどうか，耳は浸出液などがないか，痛みなどはどうか，のどは扁桃の発赤や腫脹，アフタ潰瘍や丘疹の有無を，さらに甲状腺の腫大などを記載します．頸部リンパ節の所見も本セクションに記載してもかまいません．

4. 心血管系

① 頸静脈怒張

- 頸静脈怒張の診察はベッドアップ45度の位置で行います．内頸静脈の拍動の位置から延ばした地面との平行線と，胸骨角から延ばした垂線との交差点の高さを中心静脈圧として記載します．4〜4.5 cmであれば正常範囲内と考えます（図1A）．腹部症状がないことが前提ですが，右季肋部を圧迫して右内頸静脈を観察し，もし季肋部の圧迫により頸静脈が怒張し，それが圧迫している限り継続していれば陽性です．循環血漿量の過負荷と逆に一度怒張するが，その後虚脱する場合は陰性と捉えます．
- 内頸静脈の拍動の位置がわかりにくい場合は，ペンライトを照らすと光のコントラストから拍動している箇所を同定しやすくなります（図1B）．内頸静脈は動脈の右1〜2 cmのところにあるので，動脈の拍動を触知し，「この位置にあるはずだ」と見当をつけてみるといいでしょう．それでも見えない場合は静脈圧の亢進はないと考えていいです．

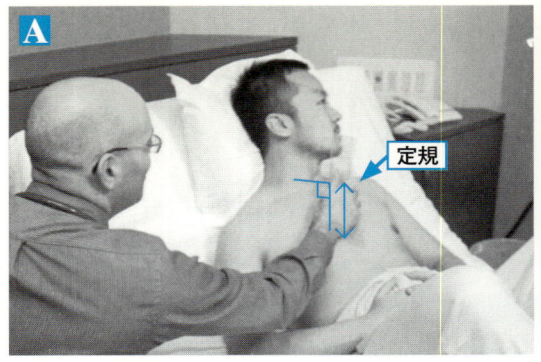
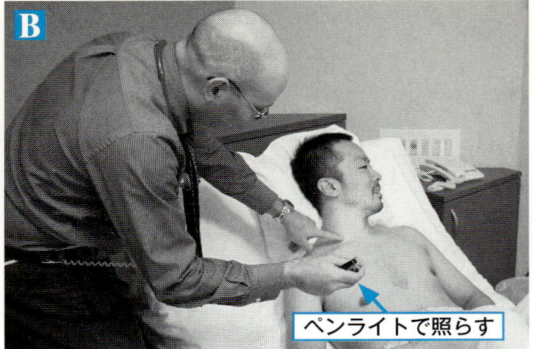

●図1　頸静脈怒張の診察

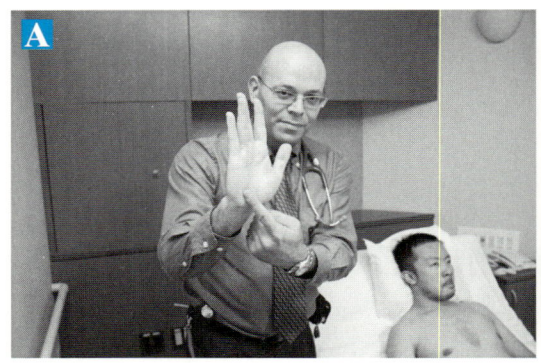
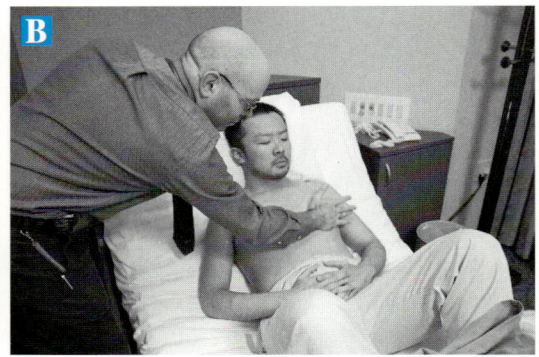

●図2　heave診察法

②心室肥大
- heaveは心室肥大を診る診察法で，掌で軽く僧帽弁領域，心尖部領域を触れ，心臓からのノックを感じます（図2）．胸骨左縁を超えた場合は右室肥大を疑います．続いて指の腹の部分を用いて弁領域でthrillの有無をみます．あればその場所を記載します．程度はLevine分類で記載します．もしそれが最小であればLevine IVとし，もしthrillがなく，でも聴診で聴取できれば，その最大をLevine IIIとします．

③心音
- I音は通常，心尖部で最も聴取されます．I音の亢進がある場合は，僧帽弁狭窄症と心房中隔欠損症の特異度の高い所見として認識してください．
- II音も通常，心尖部で最も聴取されます．II音は呼吸によって分裂する様子を把握することが重要です．正常の分裂パターンおよび，固定性，奇異性分裂は成書でそれぞれ確認してください．左脚ブロックでは聴診上，分裂間隔の呼吸性変動がしっかり保たれている場合，必ず奇異性分裂が確認されます．それとII音の亢進は心尖部で聴取するとわかりやすいです．通常IIaは左第3肋間（いわゆるErb area），IIpは左の高位肋間（第2-3）で最大聴取されます．そのため心尖部でI＞IIの関係がI＝IIであればII音についてはIIpの亢進があると解釈してかまいません．

④過剰心音（III，IV音）
- 過剰心音を聴取するコツは多くの練習用CDの心音などを聞き込んで，I音やII音からど

の程度のタイミングで聴こえるか，を意識することが肝要です．いずれも心尖部で聴取します．

- まずⅢ音ですが，40歳以上で聴取されれば異常ととり，心機能低下を示す重要な所見です．
- Ⅳ音は健常者では聴取されません．また，心房音なので，心房細動では聴取できません．Ⅳ音を聴取すれば必ず心臓病があると考えます．

⑤心雑音

- まずは雑音聴取される部位，タイミング（収縮期か拡張期か）をみます．続いて呼吸性に雑音の強さの程度の変動をみてください．吸気によって右心系の雑音は増大し，呼気によって左心系の雑音は低下します．
- Valsalva法は心拍出量を低下させるので右心系，左心系ともに雑音は低下しますが，肥大型心筋症では増大します．
- あとは心膜摩擦音もあれば記載してください．心膜炎，心筋梗塞後に聴かれますが，ある一定の時期で消失してしまうので，毎日注意深く観察してください．

聴診所見はそれだけで一冊の本が書けてしまうほど，奥深いものですので，ここでは最低限理解してもらいたい内容を示しています．詳細は成書を参照してください．

5. 呼吸器系

①全般

- まず，普通に会話できるかどうかから確認してください．会話ができなければ呼吸器系の異常を示唆します．
- また，呼吸補助筋肉の様子にも注目してください．特に胸鎖乳突筋の肥大はCOPDの存在を示唆します．気管が短縮していれば，その確率はさらに高くなります．
- 気管の診察ですが，まず長さと偏位の有無を確認します．通常であれば，男性は，輪状軟骨，女性は甲状腺上縁部から胸骨下までに3横指が入ります．偏位は，生理的に若干右にあります．これを念頭にどちらの向きにどのくらいか，具体的に記載してください．ひっぱられたり圧迫されたりする病態の存在を示唆する所見です．
- 頸部，鎖骨上窩のリンパ節を見てください．触れたら大きさ，辺縁，数，痛みを伴うかなどを記載してください．

②胸郭拡張

- 胸郭の拡張の程度は以下のように診察します．まず患者さんには深呼気をしていただき，検者は同時に患者さんの胸郭下，横隔膜ラインに両手をあてます（図3A）．ちょうど両側薬指，小指が患者さんの脇くらいにきて，親指同士がくっつくくらい，指を開いてあてます．続いて深吸気をしてもらって，その親指が5 cm以上離れれば胸郭拡張の程度は正常と判断します．同様の作業を胸郭上部でも行いますが，この場合は2 cm以上で正常と判断します（図3B）．

③打診

- 打診は反響音を診るわけですが当然胸郭ですので鼓音です．それが鈍ければ（dullであれば）硬化（consolidation）もしくは肺胞の虚脱，あるいは肺胞内の浸出液，すなわち肺炎や肺水

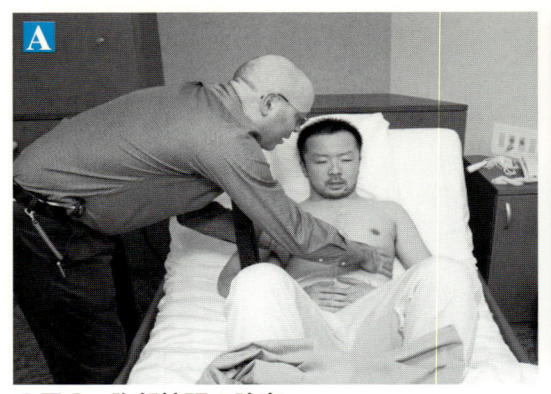
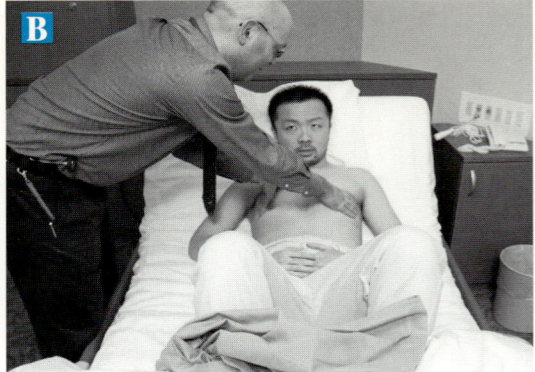

●図3　胸郭拡張の診察

腫などの存在を示唆します．
- 打診上 dull である領域を確認したら次は声音振とうをみます．聴診器をあて，患者さんに「ひとーつ」と言っていただき，左右差を確認します．声音振とうの低下した箇所には胸水や肺胞虚脱した病態が，逆に亢進した箇所は consolidation の存在を示唆します．また患者さんに「イー」と言っていただいて，それが「エー」と聴こえる場合，これを egophony（ヤギ音）と表現し，肺炎の存在を示唆します．

④ **聴診**
- 聴診では，肺胞音と気管支音，それと呼吸音の低下の有無を注意して記載します．
- 肺胞音は正常で聴取されるもので吸気，呼気にその差はみられません．この音は肺実質のフィルター様作用によって作られていると考えられています．
- 一方，気管支音は異常音で，映画『スターウォーズ』のダースベイダーの呼吸音に似ていることから，私はこれを「ダースベイダー呼吸音」と呼んでいます．吸気と呼気の間にわずかな間隔があります．その音は正常人の気管を通る空気音と同じですので，一度，各人ご自身の気管に聴診器を当て，音の感じを確認しておいてください．もしそれが肺野で聴こえるような場合は，気管支周囲に水の存在を示唆するので胸水の存在を疑います．
- ラ音が聴取された場合，やはり場所を記載してください．また，吸気のどのタイミングか，早期，中期，もしくは末期に聴こえたかを記載してください．

　1. 早期
　病態的に近位部での気管支の問題を考えます．例えば気管支炎などです．

　2. 中期
　より末梢側に向かった気管支の問題，気管支拡張症などを考慮します．

　3. 末期
　末梢もしくは肺胞の問題を反映しています．例えば心不全や肺線維症を示唆するのはベルクロラ音としてとても有名な所見です．

- 喘鳴は，さまざまな種類の音が混在しているときは気管支喘息や慢性閉塞性肺疾患を，単一性の場合でそれが咳をした状態でも改善しない場合は閉塞性な病態，例えば悪性腫瘍か異物による閉塞を示唆します．
- 必ず背側も聴診することを忘れないようにしてください．

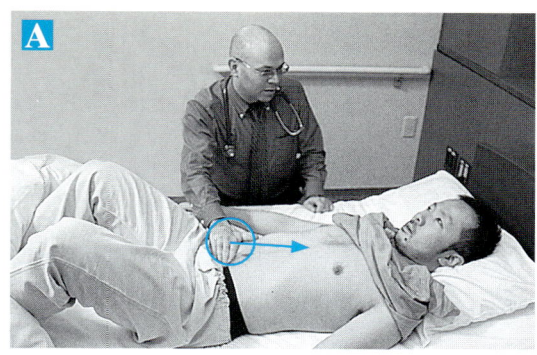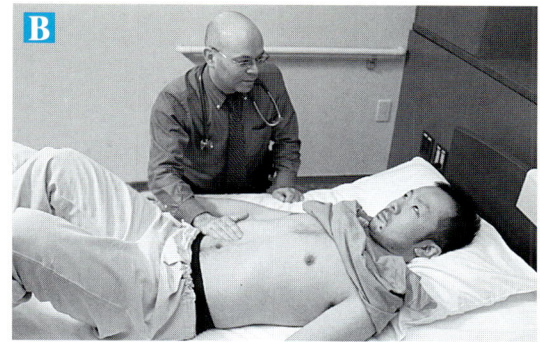
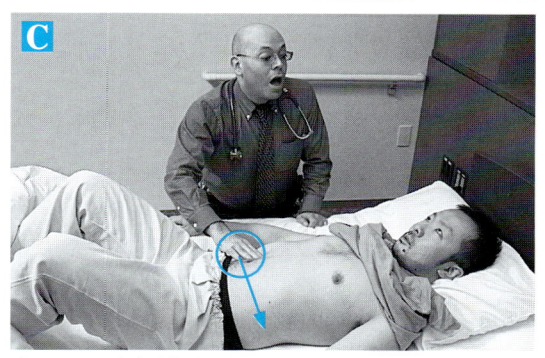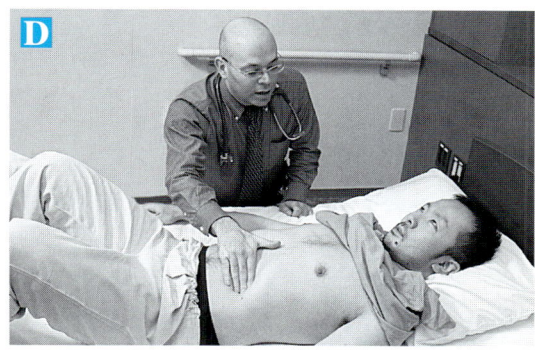

●図4　腹部触診

6. 腹部所見

外観所見として手術痕の有無，ヘルニアの有無などを記載します．続いて腹部が平坦か膨隆しているか，痛みの有無は，と移っていきます．

①触診

- 腹部の触診はとてもデリケートに行わなければいけません．触るときは患者さんの表情をよく観察して痛いかどうかを判断します．最初は全体的に打診をしてください．この程度の刺激で痛みを訴えられる場合は，腹膜刺激症状あり，と判断し慎重な評価を行ってください．
- 続いて腹部内の触診ですが，患者さんに深呼吸をしていただくと行いやすいです．側腹部から右季肋部に徐々に向いながら，患者さんの深吸気にゆっくりと押して，肝臓の辺縁が触れるかどうか，確認します（図4AB）．もし触れた場合，今度は呼気でそれが指から離れていくことを感じるはずです．続いてやはり右下腹部から左季肋部に向かって同様に進め，脾腫の有無を確認します（図4CD）．しかし通常は脾臓を触れることはとても難しいため，Traube triangle（左第6肋骨，肋骨弓と前腋窩線に囲まれた部位）を念頭においた打診が効果的です（図5）．脾臓は通常この領域内にあるので，ここから逸脱していた場合は脾腫と考えます．

②腹水

- 腹水の診察は波動をみる，ということが知られていますが，技術的に難しい．そこでやはり打診になりますが，腹水がみられる場合，腹水のラインとそうでない部分，つまり境界線では腹水ありの部分は打診は鈍く，ない部分は空気ですので鼓音となります．その境界

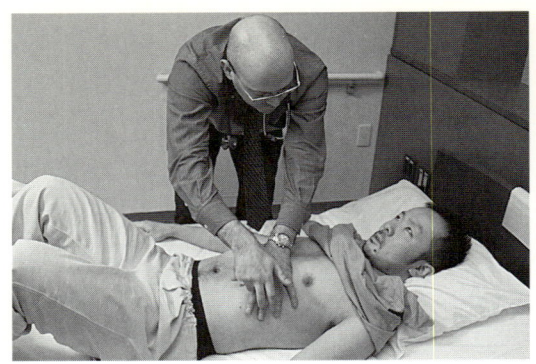
●図5 traube triangleの打診

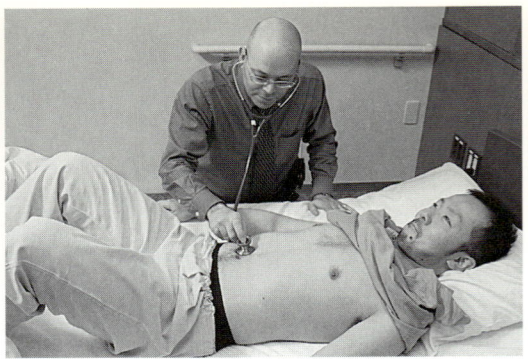
●図6 腸雑音の聴診

に印をつけ，側臥位になってもらいます．その位置が臍側にシフトする場合，陽性と判断します．

③腸雑音
- 腸雑音は正常，減少，消失，亢進，機械的音などと記載します．血管雑音の有無も忘れないようにしてください．腎動脈狭窄の場合もあるので，やはりどの部位に聴取するかも重要です（図6）．

④動脈瘤
- 動脈瘤を触知することもあります．やせている人では正常でも脈を触知できますので，注意してください．

⑤鼠径部リンパ節腫脹
- 鼠径部リンパ節腫脹があれば，数，硬さ，辺縁はスムーズか，痛みを伴うか，癒合していないか，などを記載してください．

⑥直腸診
- 直腸診は痔核，膿瘍の有無を視診で確認し，指を挿入しながら，肛門括約筋の緊張を確認します．内部の痔核，腫瘤を確認し，腹膜刺激症状の有無をみます．
- 前立腺の疼痛，肥大を確認します．前立腺の硬さは通常，母指球の硬さに似ているといわれています．
- 最後に指に付着した便の性状を確認します．状況によって便潜血やメチレンブルー染色を行う検体として扱うことも考慮します．

7. 脈拍の診察（末梢）
- 上肢，下肢の脈拍の所見の記載は，正常か触知不良のどちらかとなります．上肢，下肢ともに共通して言えることですが，触知不良である場合，どこの箇所かを記載してください．また，Buerger's testは大変有用な診察法です（case8参照）．大動脈解離，鎖骨下動脈狭窄症，大動脈炎症候群，閉塞性動脈硬化症などの存在を示唆します．
- 大動脈縮窄症では，心窩部から見ると拍動している所見がわかります．
- 深部静脈血栓症を疑うような所見は浮腫，疼痛，発赤，体温の増加などがあります．下腿の把握痛も特徴的所見ですが，血栓を飛ばす可能性もありますので避けてください．

8. 手の診察

まず手の表，裏を観察します．

①爪

最初は爪から観察します．非常に多くの全身性疾患の存在を示唆する所見に富んでいるからです．

1. ばち指

- ばち指をみるときは爪床が浮いているかどうかを押してみてください（Floating sign）．もしくは両手の指の背同士をくっつけ，爪床と爪床の隙間にひし形の空間が形成されるかどうかを確認してください（Profile sign/Schamroth's sign）．原因には大きく分けて，循環器系，呼吸器系，それに腹部によるものが考えられ，CLAPSと覚えます．

> **C**：Congenital cyanotic heart disease（先天性チアノーゼ心疾患）
> 　　Coarctation of the aorta（下肢にのみ）（大動脈縮窄症）
> 　　Carcinoma of the lung（肺がん）
> 　　Coal dust（炭塵，ほかには塵肺，ボレリア症）
> 　　Chronic suppurative lung disease（膿瘍，気管支拡張症）
> 　　Consumption!（昔，結核はこう呼ばれたようです）
> 　　Cystic Fibrosis（嚢胞性線維症）
> 　　Cryptogenic（idiopathic）pulmonary fibrosis（突発性肺線維症）
> 　　Cirrhosis of the liver（肝硬変）
> 　　Colitis（ulcerative）（（潰瘍性）大腸炎）
> 　　Crohn's disease（Crohn病）
> 　　Celiac disease（グルテン過敏性腸疾患）
> **L**：Lymphoma（リンパ腫）
> **A**：Atrial myxoma（心房粘液腫）
> 　　Arteriovenous malformation（動静脈奇形）
> 　　Asbestosis（石綿症）
> **P**：Profile sign / **S**：Schamroth's sign（上記参照）

- ばち指を有し，手首や足首をしぼるように握ると痛みを訴える場合は，肺がんに合併した過形成骨硬化症〔Hyperthrophic（Pulmonary）Osteoarthopathy：HPOA〕を疑います．

2. Beau's Lines（図7）

- 爪の成長が止まったため，新しい爪との境にくぼみを形成することによって観察される線です．爪の成長は通常1日あたり0.1〜0.2 mmなので5〜10日間で約1 cmとなります．栄養失調や指の外傷などで爪の成長を損なうような事象を認めたとき，Beau's linesが爪床からどのくらいの位置に認められるか，逆算してそれら事象の起こった頃を推測することができます．

3. Psoriatic nails（図8，図9）

- 厚くもろい爪で小さなくぼみを有す，乾癬に特徴的な爪．このような爪を診る際は肘，膝など外部からの影響を受けやすい箇所，髪の生え際，身体の屈曲する場所など好発部位を観察し，乾癬の有無を確認してください．

4. Mee's lines versus Muehrcke's lines（図10）

- Mee's linesは爪床に平行にみられる白いラインで，圧迫消褪しません．重金属中毒や化学療法後に認められます．爪の成長とともに移動しますが，これに似ていて異なるのがMueh-

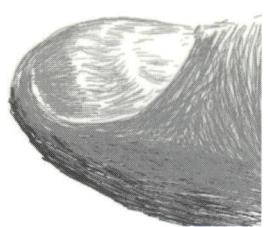
●図7 Beau's line
（カラーアトラス参照）

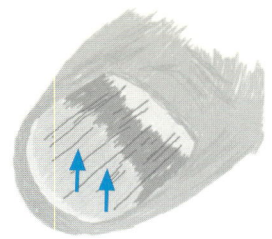
●図8 Onycholysis of psoriasis
（乾癬性爪剥離）
（カラーアトラス参照）

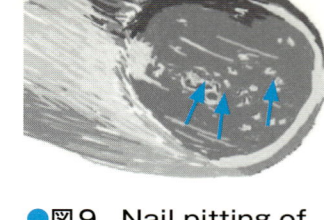
●図9 Nail pitting of psoriasis
（乾癬性爪甲陥凹）
（カラーアトラス参照）

rcke's linesで，爪が成長しても線の位置は変わりません．低アルブミン血症患者さんにみられます．

5. Splinter hemorrhage（図11）
- 外傷，膠原病，感染性心内膜炎などでみられます．特異性はあまり高くありません．ただそれに伴い，Janeway病変やOsler結節，眼底のRoth斑などがみられれば，感染性心内膜炎の診断確率は上がります．さらに発熱，心雑音，血尿などの所見があれば，ほぼ間違いなく感染性心内膜炎と言えそうですね．

6. Half-half nails（図12）
- 慢性腎不全やHIV感染症でみられます．ちょうど爪の半分のところで，近位部が白色調に，遠位部が暗赤色にみられます．

②指の診察
- まず特徴的な関節所見から鑑別診断を考えること．
  例：Hebereden結節→変形性関節症
  　　滑膜炎→関節リウマチ
  　　石灰化→全身性硬化症
  　　痛風結節→痛風
- 次に皮膚の所見で，例えば，つっぱた感じや光沢感，腫脹や潰瘍形成などが認められれば全身性硬化症を考慮します．
- 紫から白色がかった色調の変化や冷感はRaynaud症状を示唆します．スワンネック変形，ボタン穴変形，親指のZ形変形や手の尺側偏位などは関節リウマチの特徴です（もしこのような所見があれば，今後は肘に皮下結節がないか診てください．また，聴診上，間質性肺炎を示唆するラ音を確認できれば，関節リウマチの診断確率は上がるでしょう．このような所見を有する患者さんには，気管挿管のような頸部を過伸展する動作は，環軸脱臼を起こすことがあることに気をつけてください）．
- DIP-PIP付近の背側の紫色調変化はGottron徴候です．
- 眼瞼周囲のヘリオトロープ斑，頸部のVサイン，肩のショールサインといった皮膚所見に注意を払ってください（case 3参照）．近位筋力低下は皮膚筋炎を示唆します．皮膚筋炎は消化器系統の悪性疾患を合併することを忘れないでおいてください．
- 背側骨間筋の線維性攣縮を伴う萎縮した所見は，第1胸椎レベルの神経症状を示唆します

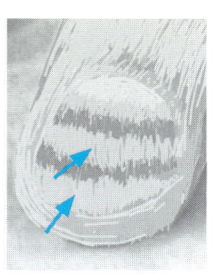
●図10 Mee's lines or Muehrcke's lines
（カラーアトラス参照）

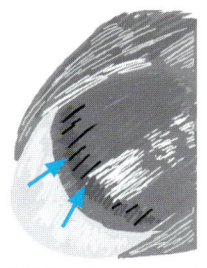
●図11 Splinter hemorrhages（線状出血）
（カラーアトラス参照）

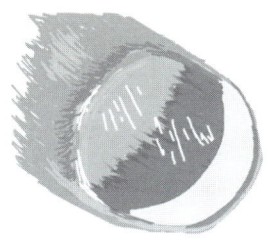
●図12 Half-half nails
（カラーアトラス参照）

（Pancast腫瘍がないか注意してください．両側背側骨間筋の萎縮は年齢的変化に伴うものの可能性が最も高いですが，筋原性疾患，ALSのような神経疾患も同様の所見を認めますので注意してください）．

③手掌の診察
- デュピュイトラン（Dupuytren）拘縮は手掌腱膜が縮んで，手のひらや指が拘縮した結果として認めます．原因にはアルコール多飲者，糖尿病，それから重機器具を扱う方などにみられます．HIV感染者でもみられるときがあります．
- 手掌紅斑は肝硬変，甲状腺機能亢進症，妊婦，ステロイド服用者，関節リウマチなどで認めます．
- 腎不全やCOPDを伴う肝硬変患者にはflapping tremorの有無をみてください．
- 手掌が黄色調に変化していたら，黄疸が明らかに存在することを示唆します．ただ人参（βカロテン）を多く摂取するとそのような変化をもたらします．ほかには甲状腺機能低下症や糖尿病でも認めることがあります．

神経学的所見，皮膚所見，および膠原病疾患を念頭においた関節の診察法は本稿では割愛しています．成書をご覧ください．

9．検査所見のプレゼンテーション
①血算
- 白血球数は，分画も計算し，実数値を求めるようにしてください．貧血があった場合はMCV，MCHCの値に注目し，何球性（小，正，大）貧血，と述べるようにしてください．

②生化学
- 肝機能，腎機能で意義ある項目のみ述べるようにしてください．もし胸痛のある患者さんの場合はトロポニンやBNPの値にも注目するようにし，必要に応じて述べるようにしてください．トロポニンテストはCK-MBよりも感度が高い検査として知られています．また，最初，正常範囲値であっても6時間後にもフォローする必要があります．この時点で陰性であれば，急性心筋梗塞の可能性はとても低いとみなすことができます．
- 少し脱線しますが，酵素の名称で語尾が「ase」，例えばamylaseなどですが，発音は「…a-ze」とせずに「ays」と発音してください．よく日本人の誤った発音を耳にします．amylaseでし

たら，「am-e-lays」と発音します．
- 続いて，尿所見，レジオネラや肺炎球菌抗原の有無などを説明してください．
- グラム染色は喀痰，尿，髄液などそれぞれの所見を説明します．GPCやGNRなど略語で説明せずに，きちんとグラム陽性球菌，グラム陰性桿菌と言うようにしましょう．
- 総じて言えることですが，現病，現症に関連した項目を述べるようにしてください．不必要なデータ，例えば大動脈解離を発症した患者さんについて尿酸値は言う必要がありません．

10．画像のプレゼンテーション

- まず胸部X線ですが，撮像がPAかAPか，ポータブルで撮影されたのか，立位か座位か，どのような条件下でなされたかを説明してください．胸鎖関節や脊椎の位置から患者さんの体位が回転していないかも注意してください．読影のしかたは何種類もあるので，ここでは触れませんが，読影していく順番は変えないようにした方がいいでしょう．見逃しがなくなります．
- 英語表記の問題ですが，胸郭と横隔膜とで形成されるCP angleは，「sharp」か「blunt」と表現すべきもので，「dull」とは言ってはいけません．「dull」とは陰影によって透過性が落ちていることを示す表現で，胸水貯留を表す単語ではありません（井上註：日本の慣例では「dull」と言っています．しかしながら，先のアミラーゼも同様ですが，海外で発表するときは上記内容を強く意識して，国内でも討論者や聴衆者に海外の方もいらっしゃる場合はぜひ意識するようにしてください）．
- CPRの計測は必ずしも必要ではありませんが，心拡大の有無は説明しましょう．

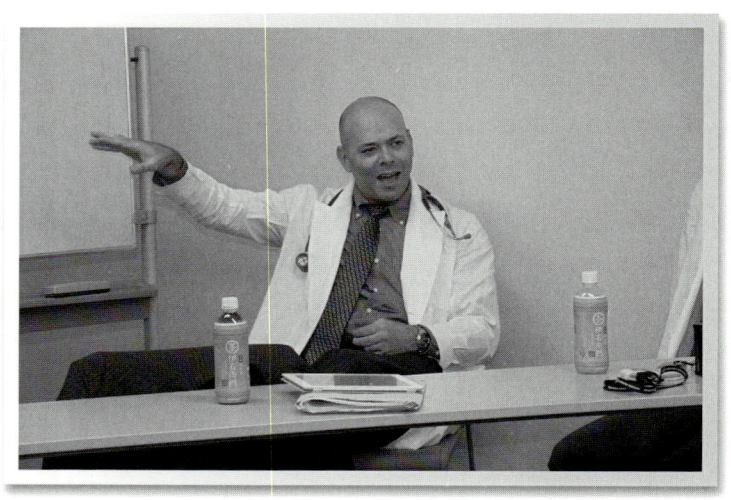

memo

CASE 1 CAT DIED IN HIM Gで鑑別診断

今回の症例は1カ月継続する発熱と胸部痛を訴えに来院された32歳女性です．頻度の高い訴えなので多くの鑑別診断をあげることができると思います．しかし，問診だけでかなり診断名を絞ることができます．どこがポイントか具体的に示しながらアプローチしてみます．

ブランチ先生

研修医

症例プレゼン&ディスカッション!!

まずは研修医が英語でプレゼンします．

Presenting Complaints
- Left sided pleuritic chest pain
- Fever

History of Presenting Complaints
A 32-year-old lady had been well until one month before admission when she developed a fever between 37-38 degrees C in addition to rhinorrhea, without any associated constitutional symptoms. Her appetite was normal. She visited a local clinic at which time a chest radiograph was performed which was normal. She was prescribed some medication for a suspected common cold and returned home.
Three weeks prior to admission, she visited another clinic at which time, she was diagnosed with a persistent common cold. She was prescribed non-steroidal anti-inflammatory drugs for several days resulting in slight improvement. However, one week before admission, there was a recrudescence of the fever, again, without associated symptoms. She denied night sweats despite the presence of nocturnal fever.

近医では身体所見も特に問題ないと言われたのですか？

詳しくは伺っておりませんが，紹介状には特別な記載はありませんでした．

Four days prior to admission, she developed dyspnea with onset over several hours. She visited a local clinic and a further chest radiograph was obtained which revealed a left pleural effusion. Her electrocardiogram was within normal limits. An echocardiogram showed normal left ventricular function and no pericardial effusion. Following this, she was given gatifloxacin and allowed to go home.

なぜここで抗菌薬が入ったのでしょうか？何か根拠はあるのでしょうか？

ちょっとわかりません．

Dr.井上のココ大事！！
根拠もないうえに培養検査を行わず抗菌薬を投与することは厳に慎まないといけません．

> Three days prior to admission, she developed localized left sided chest pain and dyspnea at rest. On further questioning, she admitted to one episode of hemoptysis with the chest pain. The blood was bright red although small in volume. The chest pain was exacerbated by deep inspiration but relieved in the supine position. The pain was rated as 8/10 on the visual analogue scale.

😀 痛みの問診には10カ条[1])で行うことが大切です．また，胸痛は胸部痛であるか，乳房痛であるか，区別しないといけません．

😀 本症例は吸気時に増悪する左胸部痛です．

Dr.井上のココ大事！！
痛みの10カ条
❶場所(location)，❷発症時間とその持続時間(time, duration)，❸発症のしかた(onset)，❹特徴(character)，❺強さ(intensity)，❻重大度(severity)，❼放散痛(radiation)，❽憎悪因子(exacerbating factor)，❾寛解因子(relieving factor)，❿関連因子(associating factor)

（文献1から引用）

😀 それから淡水産ザリガニを食べたことはありますか？
😀 伺っておりませんが，日本人はザリガニを食べる習慣は稀と思いますので，ないのではないかと．
😀 なぜこのような質問をしたかわかりますか？
😀 ……わかりません．
😀 Paragonamiasis感染症を考えてのことです．宮崎肺吸虫症などを起こします．また，猪肉からも感染します．

> The dyspnea continued to worsen and repeat chest radiograph revealed bilateral effusions. At this time, she was admitted to the hospital.
> On further questioning, the patient had been examined 9 months previously during her annual health check. At that time, her blood studies, general urinal analysis, and chest radiograph were within normal limits.
> Occasional erythematous facial rash occurred when she is exposed to sunlight.

😀 生理はどうでしょう？
😀 整で不正出血などはありません．
😀 なぜ生理について質問したと思いますか？
😀 子宮内膜症との関連を想定してだと思います．
😀 そうですね．子宮内膜症は肺に起こったりしますから胸痛の原因になりますね．痛みの伴う生理であるかどうか確認することは大切です．

Past medical history
16 years ago; appendicitis

Medication
No medication history
No known drug allergies (NKDA)

Family history
No family history

Social history
Occupation: Building guard
Pet animal: None
Habits: Tobacco; 15 packs a week for 12 years

Travel History
None

気胸を起こした何か特別な理由はあるのですか？お仕事がガードマンなので，何か事故などで起こしたことがあるのでしょうか？

自然気胸のようです．

そうですか．ちなみに，先ほどの宮崎肺吸虫症も気胸を起こすことを付け加えておきます．性行為パートナーはどうでしょう？性生活のアクティブな世代ではこのような質問は重要です．複数いないかどうか，痛みを伴わないかどうかなどを尋ねるのも大事です．

少なくとも性感染症はないようです．

それから，先ほども触れたように，生理の状況を確認することは重要ですが，胸水との関連でどのような疾患を思いつきますか？

同じく子宮内膜症，Meigs 症候群です．

そうですね．内膜症が肺に認められれば，胸水が当然貯留します．月経のたびに胸水の貯留や，胸痛を伴わないかどうかを確認する必要がありますね．

Review of systems
HEENT: No sore throat, ear or nasal discharge.
Cardiovascular: No central sub-sternal pain, tearing chest pain, history of rheumatic fever, valvular disease, leg pain and swelling, or palpitations.
Respiratory: No yellow/green sputum, or wheeze.
Gastrointestinal: No appetite loss, epigastric pain, jaundice, nausea, vomiting, diarrhea or constipation. No weight gain or weight loss.
Genitourinary: No polyuria, frequency, nocturia or urine discoloration.
Haemotologic: No blood transfusion, tattoo or history of drug misuse.
Musculoskeletal: No subjective joint pain or swelling.
Neurological: No headaches, visual disturbance, speech disturbance, weakness or sensory disturbances. No history of seizures.
Dermatologic: As above.

General status & vital signs
Temperature: 38.9 degrees C

Blood Pressure : 134/73 mmHg
Pulse Rate : 80 beats per minute and regular
Respiratory rate : 24 breaths per minute
Pulse oximetry : 94% breathing ambient room air
Pain scale : 8/10

Physical examination

Alert and speaking in full sentences. Glasgow Coma Scale 15/15.

HEENT:
  Head : NAD*
  Eyes : No conjunctival pallor or scleral jaundice.
  Ears & Nose : NAD
  Throat : No erythema, white plaques or glandular swelling.

Neck: No goitre or bruit.

Face: Mild erythema of the forehead and face but non-specific.

Cardiovascular: Extremities warm and well perfused, pulse volume normal, jugular venous pressure not elevated, apex positioned in the left 5th intercostal space in the mid-clavicular line, no heaves or thrills.

Heart sounds: 1st and 2nd heart sounds normal, no 3rd or 4th sounds and no murmur. Normal peripheral pulses and no edema. No clinical signs of deep vein thrombosis.

Respiratory: No central cyanosis. No use of accessory respiratory muscles Trachea normal and not deviated. Expansion within normal limits (>5cm), percussion revealed bilateral basal dullness posteriorly. Tactile vocal fremitus confirmed decreased vibration. Auscultation revealed decreased air entry at both bases and 'wet' crackles with associated bronchial breathing. No pleural rubs.

Abdomen and Pelvis: Not distended, soft and non-tender, bowel sounds were normal, no masses or hepatosplenomegaly. No signs of chronic liver disease or ascites. No costovertebral angle tenderness. No hernial orifices. External genitalia and rectal examination were not performed.

Lymphatics: No cervical, axillary or inguinal lymphadenopathy.

Dermatologic: No other skin lesions.

*NAD = nothing abnormal detected

😀 JVP（jugular venous pressure, 頸静脈圧）拡張はないのですね？ 以前の心エコー検査では正常でしたが，入院時に再度，心エコーは当てましたか？

🧑 JVPの拡張はありません．入院時心エコー所見では左室収縮力は正常範囲内で保たれていましたが，心嚢水の貯留を認めております．量は300 mL程度と見積もっています．心室壁の肥厚はなく右室の拡張も認められませんでした．

😀 経過中に心嚢水が貯留してきたということですね．興味深いですね．それから胸水を伴う患者さんの診察で他に注意すべき所見は？

🧑 胸部打聴診です．つまり，percussionでdullを，vocal fremitusではvibrationの低下を感じとるはずです．

ベッドサイドにて

👨 ではここまでで，どこの臓器に問題があると考えますか？
👩 肺です．それに心膜も問題があります．
👨 そうですね．ではまず肺疾患を念頭に鑑別診断をあげましょう．

> **✋Dr.井上のココ大事!!**
> どこの臓器が問題か？と考えることは鑑別診断や感染症診療の基本です．常に念頭に置きましょう．

👨 1カ月以上にわたって進行性の病態を有する若い女性のケースです．鑑別診断を行ううえで，プロブレムリストをあげてみましょう．

> **Problem List**
> #1. 左胸膜性胸痛(Left sided pleuritic chest pain)
>   a) 呼吸困難(Dyspnea)
>   b) 胸水貯留(胸部X線から)(Diagnosis of pleural effusion by chest radiograph)
>   c) 心嚢液貯留(心エコーから)(Pericardial effusion by cardiac echo)
>   d) 両側胸部での打診濁音，声音振とうの低下，ラ音，気管支音(Bilateral dullness / decreased tactile vocal fremitus / crackles / bronchial breath sounds)
> #2. 発熱(Fever)
> #3. 血痰(Hemoptysis)
> #4. 喫煙者(Smoker)
> #5. 気胸の既往(Previous pneumothorax)
> #6. 光線過敏症性紅斑の可能性(Possible photosensitive rash)

👨 ここでもれなく鑑別を進めるために，役に立つフォーマットを伝授します．鑑別診断の分類の頭文字をとって **CAT DIED IN HIM G** と覚えておくといいでしょう．

> **✋Dr.井上のココ大事!!**
> ブランチ先生の鑑別はこの頭文字です．他の有名どころではVINDICATE-Pがありますし，ローレンスティアニー先生は11個に分けています[2]．

Congenital（先天性）
👨 可能性は低いですね．亜急性の疾患で，1カ月以上前までは健康であったわけですから．

Acquired（後天性）
👨 これは後回しにしましょう．

Traumatic（外傷性）
👨 これを示唆する病歴はありませんでした．

Drugs（薬剤性）

これも病歴から定期的な薬物服用を示唆する内容がないため可能性は低いですね．

Infection（感染性）

可能性はあります．胸水は，ウイルス性や細菌性などさまざまな感染性疾患でみられます．感冒をもたらすようなウイルス性感染は1カ月という病歴から可能性は低いでしょう．しかしもしHIV（human immunodeficiency virus，ヒト免疫不全ウイルス）感染をしているならば，クリプトコッカス症などを考慮しないとなりません．本症例では肺炎や心膜炎を示唆する所見に乏しいですが，ガレノキサシンの投与前の評価がなされておらず，感染性疾患を完全に否定することはできません．

それから結核は日本では高頻度にみられることから，経過の長い呼吸器症状や発熱，胸水を有している症例では常に鑑別疾患に入れる必要があります．

Endocrine（内分泌性）

可能性は低いでしょう．心不全に合併した甲状腺疾患という可能性はあるかもしれませんが，他の甲状腺疾患特有の症状がみられません．さらに，甲状腺腫や甲状腺痛も認めません．高血圧もなく，他の内分泌性疾患を示唆する病歴，身体所見もありません．可能性は低いですね．

Degenerative（脱髄性）

可能性は低いですね．

Inflammatory（Connective tissue diseases）（膠原病性）

光線過敏症によると考えられる皮診のある若い女性で，発熱，胸膜性胸痛と胸水の存在はSLE（systemic lupus erythematosus，全身性エリテマトーデス）を考える必要があります．しかし患者さんは1回だけですが血痰の病歴があります．これはSLEによるものと考えるには不自然です．おそらく別の原因によるものでしょう．

他の膠原病疾患としては関節リウマチがあります．ただ可能性はあるかもしれませんが，対称性の関節痛や腫脹といった所見がありません．

Neoplastic（悪性疾患）

本症例のような若い女性には少ないでしょう．特に胸部X線は数週間前までは正常でしたので．ただ，気胸，胸痛，血痰から，リンパ脈管筋腫症（Lymphangioleiomyomatosis）を疑います．しかし，胸部X線が以前は正常であり1カ月で進行したことから，本疾患の可能性は低いです．けれども，乳がんの癌性リンパ管腫であればありえます．このような鑑別疾患の絞り込みかたを知ってもらい，乳房を含んだ完全な身体所見をとることの重要性を認識してもらいたいと思います．

それからMeigs症候群も考慮に入れてください．良性でも悪性でも卵巣腫瘍から起こりえます．卵巣腫瘍は症状がとても少ないので，顕在化するのが遅いことで知られている疾患の1つです．あと忘れてならない疾患にはリンパ腫があげられます．本症例ではリンパ節腫脹がありませんが，血管内リンパ腫など末梢リンパ節腫脹のないものも多くみられます．

Hematovascular（血液・血管性）

血痰や呼吸困難，胸痛から肺塞栓症の可能性は大いにあります．胸部 X 線が最初は正常であったことも矛盾しません．肺塞栓症は胸水の原因になりますし，血痰の原因にもなりえます．深部静脈血栓症がなくてもその可能性は依然ありえます．胸膜性胸痛も主症状の 1 つですが，しかしながら心エコーで右室負荷所見がないことや心嚢水を伴うことから否定的です．

Immune/idiopathic/iatrogenic（免疫性/本態性/医原性）

可能性は低いですね．

Metabolic（代謝性）

腎疾患の既往や尿毒症症状は特にありません．ですので，尿毒症性心膜炎の可能性はまずないと思われます．

それから，胸水は肝不全でもみられます．しかし輸血歴や入れ墨，薬物中毒歴や家族歴，アルコールの過量摂取歴などもありません．以上より，このような若い女性での肝不全を起こすような可能性はほとんどなく，肝疾患は否定的です．

Granulomatous（肉芽腫性）

非乾酪性肉芽腫性疾患であるサルコイドーシスは可能性がありますが，比較的稀な疾患で，本症例の経過がやや急性であることが合いません．また，胸部 X 線で両側肺門リンパ節の腫脹が観察されないことも否定的な要素と言えます．

以上より，迅速に除外するための疾患としては
❶ 肺塞栓症，
❷ 悪性疾患，
❸ 感染症，特に結核や HIV と考えます．
膠原病の精査，特に SLE に関しては行う必要がありますね．
さてどのような検査を行っていきましたか？

胸部 CT 検査では肺塞栓症はみられませんでした．長期臥床の病歴もなく，身体所見からも下腿浮腫がないため，下肢静脈エコーは行っていません．胸水穿刺の結果は滲出性のものでしたが，培養は陰性でした．細胞診も陰性でした．ADA が異常値ではありましたが，結核の PCR 法は陰性でした．また HIV 抗体，HBV（hepatitis B virus，B 型肺炎ウイルス），HCV（hepatitis C virus，C 型肺炎ウイルス）抗体いずれも陰性でした．

確定診断

SLE（systemic lupus erythematosus，全身性エリテマトーデス）

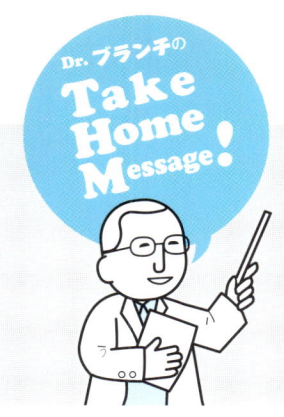

Dr. ブランチの Take Home Message!

このような50歳以下のケースでは，一元性に（さまざまな症状の根源は1つであると）考えるとよいでしょう（case5を参照）．しかしきちんとした医学的病理学的見地から作成されたプロブレムリストであれば，いくつかの他の疾患の可能性をあげ，検討することが可能となります．それらを除外診断することが診断効率を高めます．Always expect the unexpected，つまり常に予期せぬ疾患も念頭において鑑別診断を行ってください．

文献

1) 岸本暢将：「米国式症例プレゼンテーションが劇的に上手くなる方法」．羊土社，2004
2) ローレンスティアニー，松村正巳：「ティアニー先生の診断入門」．医学書院，2008
3) Wells., P., et al. : Derivation of a simple clinical model to categorize patients probability of pulmonary embolism: increasing the models utility with the Sinpli RED D-dimer. Thromb Haemost, 83 : 416-420, 2000

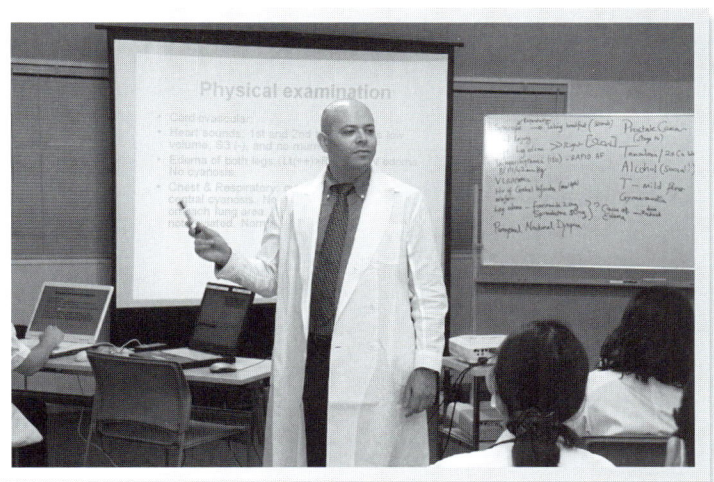

CASE 2: Common Things Are Common

2回目の今回は神経学的所見の取りかたを学びます．神経学的所見の診察は多岐にわたり，ついつい敬遠されがちですが，系統的に理解すると身体所見で病巣を明確に言い当てられる分野でもあると思います．

  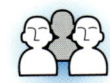
ブランチ先生　　研修医　　フロアにいる研修医たち

症例プレゼン＆ディスカッション‼

まずは研修医が英語でプレゼンします．

Presenting Complaints
- Numbness of the right leg
- Weakness of the left leg, right and left hands
- Loss of hearing in the left ear

History of Presenting Complaints
A 45-year-old man was admitted because of a two-month history of numbness in his right leg, weakness of his left leg, both hands and loss of hearing in his left ear.
He had been well until two months before admission when numbness developed in his right leg with a non-localized uncomfortable feeling. He did not feel any pain. One month before admission, he noted weakness of his right hand with easy fatiguability resulting in difficulty using chopsticks, or to lift heavy items. He also began to notice some weakness in his left hand. Two weeks later, he noticed hearing loss while using the telephone especially affecting his left ear without associated dizziness or vertigo. The numbness worsened and spread to the mid level of his abdomen. At this point he sought medical help.

🧑‍⚕️ 右腕の症状の起こりかたを教えてください．徐々にですか，それとも急にですか？
🧑 徐々にです．
🧑‍⚕️ 力の弱さはどうでしょう？動かし始めはできて，だんだん弱くなるという感じですか？
🧑 そうだと思います．
🧑‍⚕️ 右腕だけでなく，その後，左腕にも同様の症状を伴ったということですね？
🧑 そうです．
🧑‍⚕️ 難聴は両側ですか？片側だけですか？
🧑 左耳だけです．診察上は左優位ですが，患者さんの訴えとしては両側でした．
🧑‍⚕️ 歯科治療を最近していませんか？
🧑 ないようです．

🧑‍⚕️ この質問の意図は何でしょうか？
👨 感染性心内膜炎の除外のためです．
🧑‍⚕️ 除外までは極端なので，可能性は少ないかも，くらいに留めておくといいかもしれませんね．では，森林に最近行ったことはありましたか？ そしてこの意図は？
👨 ないようです．理由は……う〜んと．
👥 ダニに噛まれたか否かを訊くためです．
🧑‍⚕️ どんな病気を考えます？
👥 リケッチャ，ライム病などです．
🧑‍⚕️ そうですね．
👥 日本にもあるんですか？
🧑‍⚕️ ええあります．でも関東，関西に優位とかまではわかりません．

CASE 2

> 👆 **Dr. 井上のココ大事！！**
> 基本的にはアメリカ，それも東部のニューイングランドエリアに多いことが知られていますが，日本なら北海道でしょうか．樹木の多い地域，それも山岳地帯に多いことが知られています．

🧑‍⚕️ では次に，既往歴からまた確認していきましょう．

Past medical history
Arrhythmia: from 30 years ago as a high school student – cause unknown.

Medication
No medication history

Family history
No significant family history

Social history
He was born in Ibaraki prefecture and moved to live in Tokyo. He currently lives alone.
He is a non-smoker and drinks occasionally. He works as a bass guitarist.
He denied having any household pets.
He denied the use of illicit drugs.

🧑‍⚕️ 茨城県出身ということですが，<u>出身地を尋ねる</u>ことも忘れないようにしましょう．
Review of Systems では特に何もひっかかることはないですね．身体所見も神経学的所見のみで，ほかは特記すべき所見がないようですので，このままベッドサイドに移りましょう．

ベッドサイドにて

General status & vital signs
General appearance: He looked well and had a good nutritional state.
Temperature: 37.4 degrees C
Blood Pressure: 106/64 mmHg

Common Things Are Common | **37**

> Pulse Rate: 94 beats per minute and regular
> Respiratory rate not measured.
> SpO2 was 98% on breathing ambient room air

■ fasciculation（線維束性収縮）

まずは fasciculation（線維束性収縮）を診ます．fasciculation は筋肉の自発的な収縮ですね．通常，上腕，前腕で観察されやすいです．あとはふくらはぎですね．細かな収縮運動が不規則な間隔で起こり短時間で消失してしまいます．これは脊髄前角細胞の慢性経過をとる疾患や末梢神経の急性炎症でみられます．しかし神経質な人や疲労したときに正常でもみられることがあります．

■ 筋緊張（トーヌス）

次に筋緊張の程度，トーヌスを診ます．Barrè の診察時に左腕に振戦がみられますね．spasticity（痙性，痙縮）や rigidity（硬直）はありません．手の屈筋，伸筋には問題ないようです．しかし掌側骨間筋は弱い．紙を挟ませても簡単に抜けてしまいます．biceps（二頭筋），triceps（三頭筋）も弱いですね．左右差では右側優位にみられますが，どちらも弱い．下肢も同様ですね．上肢に比べればその程度は軽度ですが．

■ 反射

続いて反射を診てみましょう．Hoffman は出ないようです．手関節で軽く背屈させて患者さんの中指の末節を挟み，親指で患者さんの中指の爪のところを鋭くはじくことが重要です．このとき親指が内転しないかを観察しますね．錐体路の検査ですが，この患者さんは biceps，triceps はちょっと弱いですねぇ．膝の反射も弱い．

それから Babinski テストです．これは最も有名な検査法の１つですが，最も正しく施行されていない検査とも言われています．ハンマーの後ろを使うわけですが，その先は丸く鈍でなければなりません．とがったもの，例えばボールペンとかは決して使わないようにしてください．患者さんを仰臥位にして，両下肢を伸展させます．曲げてはいけません．気楽にしてもらって緊張を緩ませます．足の裏の外縁をゆっくりとかかとから上に向かってこすります．その際，3 つの観察ポイントがあります．①親指が背屈する，②ほかの４本の指が外側に開く，③下腿をこすっても同じ反射がみられるときもある．この患者さんは確かに右側で陽性ですね．

■ 感覚

最後に感覚を診ましょう．まずは触覚ですが，ティッシュが便利です．この際，最初に基準になる触覚を決めることが重要です．例えば胸部を触って，これと比較して感覚の有無や程度を診ます．この患者さんは差はないようです．冷覚も同様ですね．深部知覚にも問題ないようです．finger to nose test は……右側に問題がありますね．

heel-knee test は両側ともに障害ありとしてよいですね．しかし，下肢筋力低下を認める本ケースでは判断を慎重にしなくてはなりません．つまり筋力低下のために稚拙になっているのか，小脳障害によって稚拙になっているのか，を判断する必要があるからです．

それからRomberg testを診てみましょう.

> **Dr.井上のココ大事!!**
> Romberg testは脊髄後索障害の有無を診る検査ですが,開眼していれば立てるが,閉眼で倒れる場合が陽性であり,開眼でも倒れてしまうような場合や閉眼してもふらつくだけで倒れない場合は正常である可能性があります.そして,この原因となる神経入力には位置覚(脊髄後索)と視覚があります.閉眼して倒れる場合は視覚の情報が閉ざされ位置覚異常が顕在化したということになります.開眼中は視覚でバランスを補正しているわけですね.

よく小脳障害をRomberg徴候陽性と間違える方がいますが,感覚系と運動系を統合している箇所が小脳なので,当然開眼していても倒れます.

感覚の最後にcranial nerve(脳神経)を診ます.右側にnystagmus(眼振)があります.持続性で速い水平性眼振です.これは右側小脳の障害を示唆していますね.しかし,本ケースでは左耳の聴力障害があるため,前庭神経の障害が同時にあるのかもしれません.この場合は眼振は逆側に出ます.つまり右側ですね.ただ,随伴症状として吐き気や嘔吐などがあってしかるべきです.だからやはり右側小脳障害と考えていいように思います.Rinne test両側陰性で,Weber testでは特に左右差はないようですが,これは現在治療によって改善しているからかもしれません.そのほかには問題がないようですね.

本来ならば歩行も観察したいところですが,筋力低下があり動揺歩行とのことですので,今日は止めておきましょう.

鑑別診断を考えよう

さて,まとめてみましょう.本症例は,特に中枢神経系症状がゆっくりとですが増悪していることが特徴です.45歳男性ということも踏まえてさまざまな鑑別診断が考えられると思います.プロブレムリストを立ててみます.

Problem List
- #1. 両側上肢,左下肢の亜急性筋力低下(Subacute weakness of both upper limbs and the left lower limb)
- #2. 右下肢から腹部への感覚障害(Subjective sensory changes of the right leg progressing to the abdomen)
- #3. 左耳聴覚障害(Hearing loss in the left ear)
- #4. 腹部中央部感覚障害(Subjective numbness to mid-abdomen)
- #5. 片側性小脳障害徴候(振戦,体幹動揺,失調歩行)〔Unilateral cerebellar signs(intention tremor / truncal titubation / ataxic gait)〕
- #6. 右下肢Babinski徴候陽性(Positive Babinski sign on the right lower limb)
- #7. 全身倦怠感(Fatigue)
- #8. 発熱(Fever)
- #9. 安静時頻脈(High-normal heart rate whilst at rest)

👨‍⚕️ プロブレムリストを系統的に理解するためには，まずは現病歴，身体所見から得られた情報のなかで共通，共有している事項をグループ分けすると疾患がみえてきます．ただ，ときには非典型的症状のため，しっくりとくる疾患名が思いつかないこともあります．一方で，特異性の高い症候であれば，そのまま正確な診断にたどりつく場合もあります．例えば，Gottron 徴候の皮膚筋炎であったり，Half-half nail の慢性腎不全などがあげられます．

本症例では複数の神経学的所見があるので，1 カ所の病巣によるものではないと推測されます．病巣は錐体路，小脳，それからおそらく脊髄や脳幹にあると考えられます．診断推論をするうえで，ゆっくりと増悪し，複数の神経所見を引き起こす疾患という点に重きをおき，どのような疾患を鑑別にあげるか考えます．

では，CAT DIED IN HIM G で列挙していきましょう．

Congenital（先天性）

👨‍⚕️ 45 歳ですから可能性は低いですね．

Acquired（後天性）

👨‍⚕️ こちらは可能性はもちろんありますね．

Traumatic（外傷性）

👨‍⚕️ 既往から，可能性はなしですね．

Drugs（薬剤性）

👨‍⚕️ これも特に大丈夫でしょうか．

Infection（感染性）

👨‍⚕️ まずウイルス性ですと HIV（human immunodeficiency virus，ヒト免疫不全ウイルス），JC ウイルスによって引き起こされる進行性多巣性白質脳症を考えます．しかしながら症状がないこと，また，検査では HIV 陰性ですから，可能性は低いでしょう．

ヘルペスにしては罹患期間が長すぎますね．風疹も同様です．

細菌ですと，多発性脳膿瘍は感染性心内膜炎があるとよくみられる現象です．本症例では心雑音がなく Janeway lesion（ジェインウェイ病変）など septic emboli（敗血症性塞栓）による所見を認めないことから否定的です．しかしながら，発熱と多発性神経所見から，たとえ心雑音がなくても頭の片隅には入れておく必要があると思います．

ノカルジアは肺に感染した場合，20 ％は顕在化せず，50 ％は中枢神経系に影響を及ぼします．脳のいずれの領域にでも感染し，発熱，頭痛，吐き気，嘔吐，精神症状，巣症状がみられます．

神経梅毒は性生活が活動的でないにせよ，抗体試験で除外する必要があります．梅毒は最も他の疾患に似た症状を示す代表例です．日本では避妊率が高くないためか，最近，梅毒の診断件数が増えていますが，それでもまだ氷山の一角でしょう．

結核菌は重要ですね．結核はどこの臓器にでも感染するといわれています．髄膜ももちろんですね．ただ正常な胸部 X 線，曝露歴がないことから可能性は低いです．しかし肺外感染症として新規に感染してしまうこともあります．中枢神経系結核症は稀ですが，慢性的に神経機能障

害をきたしたり，発熱を認める場合，頭部CT，MRIなどの画像検査を行うことを考慮しないといけないでしょう．

寄生虫や真菌症であるためにはHIV感染症などによって免疫抑制状態であることが必要ですね．Guillan-Barréにしてはやや罹患期間が長いような気がします．通常は2〜3週間ですね．Babinski陰性でもあるのでちょっと可能性はないでしょうか．

Endocrine（内分泌性）
本症例では合いませんね．

Degenerative（脱髄性）
45歳だとちょっと早すぎですか？ それと片側性であることが矛盾します．

Inflammatory（膠原病性）
膠原病では中枢神経性ループスがありますがどうでしょう．MCTD（mixed connective tissue disease，混合性結合組織病）は神経症状は少ないですね．ほかの随伴症状を考えないといけませんね．Beçhet病の可能性はあります．あとはPN（polyarteritis nodosum，結節性多発動脈炎），MRA（malignant rheumatoid arthritis，悪性関節リウマチ）でしょうか．

Neoplastic（悪性疾患）
これは原発でも二次性でもありえます．原発性ならいろんな種類があります．転移によるものとも考えられます．肺がんの脳転移は有名ですが，このケースは非喫煙者ですから可能性は低いと思われます．原発性脳腫瘍という観点からは聴神経腫瘍，髄膜腫などの可能性がありますが，神経所見から相当広大な腫瘍である必要がありますので，可能性は低いでしょう．傍神経腫瘍症候群も念頭においておきましょう．

Hematovascular（血液・血管性）
可能性はありますね．原発性中枢神経系悪性リンパ腫は発生が増えています．進行性で神経障害が多発性でみられることから鑑別診断リストに乗せなくてはなりません．多発性脳梗塞の場合は年齢，経過から可能性は低いでしょうか．

Immune/idiopathic/iatrogenic（免疫性/本態性/医原性）
多発性硬化症は通常若い女性に多いですが，本症例でも経時的に神経所見が増悪しています．

Metabolic（代謝性）
小脳を障害するのはビタミンB12欠乏症がありますね．脊髄障害を亜急性に合併するとBabinski反応も陽性になります．ただ発熱の原因にはなりません．電解質異常は低ナトリウム血症や重金属中毒がありますが，現病歴に示唆する内容はありません．

Granulomatous（肉芽腫性）
中枢神経系サルコイドーシスがありますが，可能性は低いでしょう．

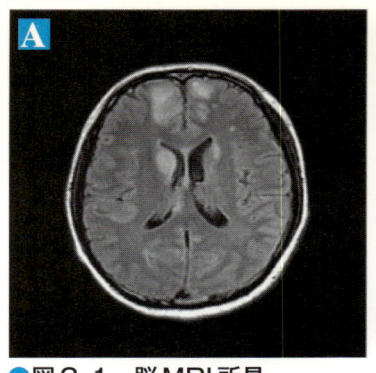

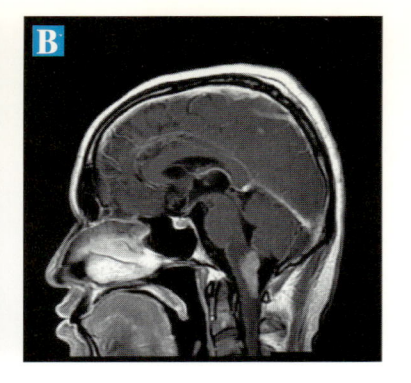

●図2-1　脳MRI所見
A. 両側前頭葉に腫瘤性病変を認める
B. 下部延髄から上部延髄にかけて造影効果を認める病変が広がっている

鑑別診断をあげる際に覚えておいてほしいことは，**まずは日常的に診る可能性の高いものからリストアップする**ということです．"**Common things are common**"です．稀な疾患がその典型的症状をみせるよりも，ありふれた疾患が非典型的に症状を呈することの方が多いです．本症例は中枢神経性サルコイドーシスやSLE（systemic lupus erythematosus，全身性エリテマトーデス）と思えますか？オッズはとても低いでしょう．

熱に関しても，脊髄を伴った多発性に中枢神経が障害されていることを加味すれば，悪性疾患，特に悪性リンパ腫や結核，HIV感染症が鑑別診断としてあがります．

以上より確定診断のために頭部CTとMRI（ガドリニウム撮影）をオーダーしたいと思います．それにspinal tap（腰椎穿刺）を行い培養と細胞診検査もオーダーしたいと思います．

■その後

図2-1には頭部MRIを示す．頭部MRIから，ガドリニウムに増強する髄膜，脊髄，および前頭葉に腫瘤を認めた．髄液所見からはリンパ球の増加がみられたが，細胞診では悪性リンパ腫は検出されなかった．しかし，前頭葉の生検から悪性リンパ腫，diffuse large B cell typeと診断がついた．

確定診断

中枢神経原発性悪性リンパ腫，diffuse large B cell type

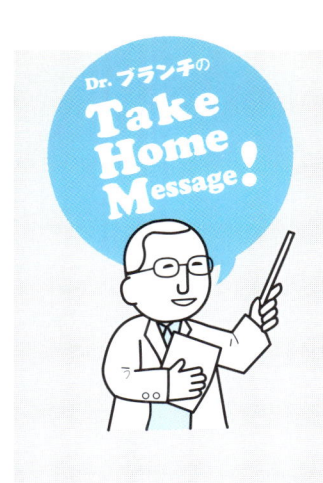

Dr. ブランチの Take Home Message！

本症例は緩徐に神経症状が増悪したケースで，サルコイドーシスのような稀な原因ではなく，脳内占拠病変[1]，ないしは感染症[2]によって引き起こされたと考えられます．日本では脳内リンパ腫はここ20年で倍増したため，このような病歴では常に鑑別診断にあげる必要があります．また，既往や身体所見，患者の年齢，性別や疫学的要素をふまえて行うことが重要です．

「Common diseases present commonly, rare diseases present rarely.[3,4]（頻度の高い疾患は出会う可能性が多く，稀な疾患はやはり稀だ）」ということです．また，頻度の高い疾患は非典型的な症状を呈することは稀です[5]．日本ではここ20年，原発性中枢神経原性悪性リンパ腫は激増しています[6]．頻度の高い疾患をまず鑑別におくという習慣を身につけてください．

文献

1) Wong, E. T. & Wu, J. K. : Clinical presentation and diagnosis of brain tumors. Last updated 11 Nov 2010, UpToDate 19.3
2) Southwick, F. S. : Pathogenesis, clinical manifestations, and diagnosis of brain abscess. Last updated 4 Dec 2010, UpToDate 19.3
3) Gee, S. : "Common things mostly commonly occur". Circulation, 10 : 574-579, 1954
4) Siegenthaler, W. : Differential Diagnosis in Internal Medicine from Symptom to Diagnosis 1st English Edition. p10, Thieme, 2007
5) Del Mar, C., Doust, J. & Glasziou, P. : Clinical thinking: evidence, communication and decision-making 1st Edition. p44, Wiley-Blackwell, 2006
6) Makino, K., Nakamura, H., Kino, T., Takeshima, H. & Kuratsu, J. : Rising incidence of primary central nervous system lymphoma in Kumamoto, Japan. Surg Neurol, 66(5) : 503-506, 2006

CASE 3 皮膚所見を制するものは鑑別診断を制す！？

皮膚は最も容易に接しやすい"臓器"と言えるので，鑑別診断の有効な根拠や所見となりえます．まずは正確にその所見を描出できるようにすることが，皮膚所見を学習するうえで重要です．そうすれば，その所見が何から来るものかわからない場合に，皮膚科専門医にたとえ電話で相談しても確定診断をつけることさえできるのです．

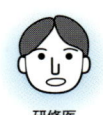

ブランチ先生　　研修医

症例プレゼン＆ディスカッション!!

まずは研修医が英語でプレゼンします．

Presenting Complaints
- Facial rash
- Myalgia and muscle weakness of all extremities
- Fatigue

History of Presenting Complaints
A 30-year-old woman was admitted to this hospital because of facial rash, fatigue, myalgia and muscle weakness.
She had been well until approximately two months prior to admission when she noticed a red rash on her cheeks. She did not use any specific treatment for the rash.
One month before admission, she noticed myalgia and a decrease of muscle strength in both arms and legs. Because she thought that snowboarding might have caused these symptoms, she did not consider using any medication. Despite being outside in the sunlight, her rash did not get worse.
Two weeks before admission, the symptoms continued to worsen. In particular, she found her legs were weak when climbing the stairs. She went to a local clinic and was prescribed tizanidine hydrochloride (a centrally acting alpha-2 receptor agonist for muscle relaxation) but it did not relieve her symptoms.

👨 tizanidine hydrochloride（チザニジン塩酸塩）の副作用は何ですか？
🧑 副作用は，中枢神経系への影響や低血圧，肝機能障害や筋力低下などがあります．
👨 薬は常に副作用を念頭において処方しないといけませんね．私の奥さんも以前，この薬を服用したら，動けなくなってしまいました．

On the admission day, she visited our hospital because her symptoms were intolerable. It became particularly hard to walk, especially when she tried to stand up, due to weakness in her legs. In addition, part of her neck down to her arms also became swollen. There was no associated fever and no numbness or stiffness of her extremities.

Past Medical History
Allergy to house dust mite and pollen.
Atopic dermatitis - normally affects her chest and arms.
No other illness or surgery.
No blood transfusions.

Family History
Her mother and father are alive and well. No history of connective tissue disease or thyroid disease.
No relevant family history.

Social History
No smoking history. Occasional alcohol.
She was born, raised and educated in Japan. She has no brothers or sisters and lives with her parents in a house.
She is currently a postgraduate student.

Travel History
Two months before admission, she visited China for about two weeks to do research about Chinese culture and the environment. However, during her stay, she had not visited any forested area and there was no history of an insect bite. She denied any pet or animal exposure. There was no history of sick contacts or contact with persons with similar symptoms.

Gynecological and Sexual History
Menstruation: Regular, and her last period was one week before admission.
Her last sexual intercourse was two months previously with her steady partner. Intercourse on that occasion was unprotected. She did not think that she could be pregnant.

性行為は今回の症状の出現前ですか，後ですか？
出現前のようです．

Review of Systems
General : No change in weight, chills, fever or night sweats.
HEENT : No headache, visual changes, hearing loss, tinnitus, deafness, vertigo, nasal discharge, sinusitis, hoarseness, xerostomia or stomatitis.
Cardiovascular : No chest pain, orthopnea, paroxysmal nocturnal dyspnea, dyspnea on exertion, palpitations, intermittent claudication or Raynaud's phenomenon.
Respiratory : No cough, sputum, shortness of breath or hemoptysis. No tuberculosis contact or previous exposure. Uncertain about previous PPD test.
Gastrointestinal : No nausea, vomiting, diarrhea, constipation, melena, dysphagia, anorexia or abdominal pain.
Genitourinary : No dysuria, hematuria, urgency, frequency, polyuria, incontinence or nocturia.

Neurological : No numbness, tingling, dizziness or tremor.
Psychiatric : No depression or insomnia.
Musculoskeletal : No joint pain, swelling, stiffness, deformity, morning stiffness, back pain or neck pain.
Endocrine : No heat or cold intolerance, polydipsia or polyphagia.
Dermatological : No itching, lumps or moles.
Hematological : No bleeding tendency or frequent infections.
Gynecological : No dysmenorrhea or menorrhagia.

Review of Systemsはすべて陰性所見のみですから，今回は説明を省きます．

👆Dr.井上のココ大事!!

Review of Systems（ROS）は医療面接を補完するうえで重要な作業です．患者さんのお話をまず受動的に聴き，患者さん中心の医療面接をします．十分な時間をかけて話を聞きます．最後にあらためて，「あと他に何かございますか？」と確認したのち，こちらから質問を能動的に行う，すなわちROSを行います．ROSを行うことによって患者さんが言い忘れたこと，言うに足らないと思ってしまい話さなかった実は大切な事項などを完全に網羅することができます．全身の臓器別に質問を行う様子は"質問のWhole CTのよう"とも表現されます．なお，記載に関してですが，陽性所見は現病歴の欄にも残してください．

Physical examination

Vital signs :
   Heart rate: 94 beats per minute and regular.
   Blood pressure: 92/35 mmHg.
   Body temperature: 37.1 degrees C.
   Respiratory rate: 12 per minute and regular.
   SpO$_2$: 95% breathing ambient room air.
   Mental status: Alert.

General appearance : Well nourished and normal development. Facial edema present with butterfly rash. No heliotrope rash on the eyelids.

HEENT :
   Head: Normocephalic and atraumatic.
   Eyes: Pupils equal and reactive to light and accommodation. No conjunctival pallor and non-icteric.
   Ears & Nose: No discharge.
   Throat: Moist mucous membranes. Painless erosion.

Neck : Supple, no goiter or lymphadenopathy.

Cardiovascular : Extremities warm and well perfused, pulse volume normal, jugular venous pressure not elevated, apex positioned in the left 5th intercostal space in the mid-clavicular line, and no heaves or thrills.
   Heart sounds: 1st and 2nd heart sounds were normal, no 3rd or 4th sounds and no murmur. Normal peripheral pulse. Slight non-pitting edema of both legs. No clinical signs of deep vein thrombosis. Pedal pulses present. No cyanosis.

Respiratory : No central cyanosis. No use of accessory respiratory muscles. Trachea normal length and not deviated. Expansion within normal limits (>5 cm) and percussion normal. Normal vesicular breath sounds.

Abdomen and Pelvis : Non-distended, soft and non-tender, bowel sounds were normal, no masses, hepatosplenomegaly or ascites. No costovertebral angle tenderness. No hernial orifices. External genitalia and rectal examination were not performed.

Lymphatics : No cervical, axillary or inguinal lymphadenopathy.

Dermatologic : Erythema was seen behind the neck（Shawl Sign）, on both forearms and on her face in a butterfly distribution but without sparing the nasolabial folds（図3-1 参照）. Capillary loops were seen in several of the nail folds of the fingers. Opthalmoscopic examination at the bedside of the loops was not possible. Livedo reticularis was seen on her right arm（図3-2 参照）.

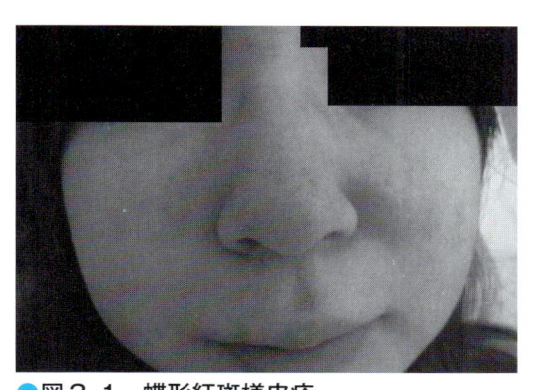

●図3-1　蝶形紅斑様皮疹
顔貌には蝶形紅斑様皮診を認める．ただし鼻唇溝のスペースにも紅斑はみられている（カラーアトラス参照）

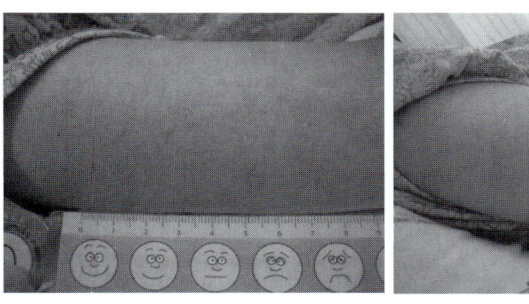

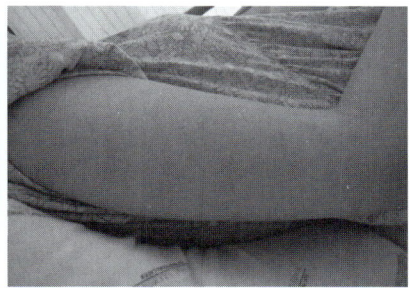

●図3-2　網状皮斑（livedo reticularis）
（カラーアトラス参照）

SLE（systemic lupus erythematosus，全身性エリテマトーデス）の場合，紅斑は通常鼻唇溝を避けて頬骨隆起部上にみられます．

Dr.井上のココ大事！！
蝶形紅斑はmalar rash（頬部紅斑）とも言いますが，本所見はSLEでとても特徴的といわれています．通常，診断には11個の診断基準のうち，4個満たす必要がありますが，

たとえ3個でもそのうちの1つにこのMalar rashが存在すれば，96％以上の診断効率があるといわれています[1]．また，shawl signは皮膚筋炎にみられる所見で，後頸部から肩に紅斑を認めることから，「ショールをはおったような」と表したのが語源のようです．

上肢の皮膚所見には，レースのような，すきまのあるところとないところがあってリビドー様に見えますねぇ．また，筋力低下が近位筋にみられるのですね．筋肉をつかんでみましたか？

はい．つかんでみたら，痛みを訴えました．

なるほど，それは重要な所見ですね．ではこれでプロブレムリストをまとめましょう．

Problem List
- #1．近位筋有意の筋肉痛と筋力低下（Proximal muscle pain and weakness）
- #2．顔貌に認める蝶形紅斑様（ただし鼻唇溝にも確認される）紅斑，また日光で憎悪しない（Facial butterfly-like rash -- not worsened by sunlight）
- #3．ショール様紅斑（肩に認める）（Shoulder 'shawl-like' rash）
- #4．網状紅斑を右腕に認める（Reticulated rash on the right arm）
- #5．無痛性口腔内潰瘍（Painless oral ulceration）
- #6．爪床に認めるcapillary loops（ループ状毛細血管）（Capillary loops of the nail fold）
- #7．発熱（37.1℃）（Low grade fever（37.1 degrees C））
- #8．安静時頻脈（94/分）（Resting tachycardia（pulse rate 94 /min））
- #9．軽度の低血圧（Mildly low blood pressure）
- #10．下腿浮腫（圧迫から40秒以上回復しない）（Slow pitting edema of lower limbs）
- #11．未避妊での性交歴（Unprotected sexual intercourse）

鑑別診断を考えよう

本ケースでは上下肢の近位部の筋力低下と筋肉痛を認めることから，筋症，もしくは筋炎からくる障害と考えるのが自然でしょう．また，症状が表れた時期に避妊具を使用しない性行為があります．顔貌に認める紅斑，上肢にみられるlivedo reticularis（網状皮斑），それから筋炎，shawl sign（ショール徴候）などは鑑別診断をせばめてくれます．なぜならば，特異度の高い所見だからですね．よりせばめるためには，旅行歴や性行為歴，特にレズビアンでないかどうかも確認しておく必要があります．また，虫さされの跡がなくても彼女はロシアに旅行しているわけですから，可能性は低いでしょうがライム病も念頭にはおく必要があります．

筋症もしくは筋炎からくる障害の鑑別

筋症，もしくは筋炎からくる障害に対するCAT DIED IN HIM Gはどんな感じになりますかね．

Congenital（先天性）

どうでしょうか？ 可能性は？

あります．

😀 そうですね．年齢から考えてグリコーゲン貯蔵病（glycogen storage disease）や脂質貯蔵病（lipid storage disease）などがありますね．他にはミトコンドリア筋症や筋ジストロフィーなどもありますが，このような疾患ではその他の所見を説明できません．

Acquired（後天性）
😀 当然ありえますね．

Traumatic（外傷性）
😀 現病歴からは推測できませんが，もし筋肉障害を有していて，過度な運動を行えば，筋炎様症状が出てもおかしくありません．筋疾患を有する患者さんは，概して，運動で筋肉障害が出やすいです．

Drugs（薬剤性）
😀 スタチンやステロイドの服用はありません．特に筋症状の出現する以前に薬物の服用歴はありません．さらにアルコールもほとんど飲む方ではありません．ただ，アルコールは筋障害，ひどい場合には横紋筋融解症を引き起こすことは知っておいてください．

Infection（感染性）
😀 筋症を引き起こすウイルスには数種あります．コクサッキー，アデノ，エコー，インフルエンザ，EB（Epstein-Barr），VZV（varicella zoster virus，水痘・帯状疱疹ウイルス），HSV（herpes simplex virus，ヘルペスウイルス），HIV（human immunodeficiency virus，ヒト免疫不全ウイルス）などです．本ケースでは，皮膚所見を有するところからウイルス感染性の可能性はあります．特にHIVは急性，慢性のいずれもありえます．HIV感染しているとしたら，トキソプラズマ感染症も筋症の原因になりえます．

Endocrine（内分泌性）
😀 甲状腺異常症，特に中毒症はアジア圏では低カリウム症に伴って筋力低下の原因になります．これをThyrotoxic Hypokalaemic Periodic Paralysis（低カリウム血性周期性四肢麻痺）と言います．ただ頻度はあまり多くなく，通常，麻痺は起床後にみられる傾向にあります．また，低カリウム血症を伴っています．そして，甲状腺機能の改善とともに症状も改善します．通常，男性に多く，性差は20：1です．あとは甲状腺機能低下症も筋症を伴います．
副甲状腺機能異常症は近位筋の筋力低下を認めますが，皮膚所見を伴うことは稀です．
高コルチゾール血症にも筋力低下を認めますが，中心性肥満やムーンフェイスといった所見がないことから否定的です．

Degenerative（脱髄性）
😀 本ケースでは否定的です．

Inflammatory（膠原病性）
😀 近位筋の筋力低下，顔面の紅斑，リビドー紅斑（livedo reticularis, 網状皮斑）から，SLEと皮膚

筋炎の2種類の膠原病をそれぞれ考慮します．

SLEは通常，本ケースのような年代の女性にみられます．しかし皮膚所見は日光で増悪しません．また，関節症状や漿膜症状もありません．しかしながら，診断するためには11個の診断基準に対し，4個満たせばいいわけです（Take Home Message参照）．ただ身体所見だけでは，ここまでで限界です．あとはしいてあげれば下肢軽度のむくみが，タンパク尿によるものであれば，ループス腎炎の可能性があるかもしれません．

皮膚筋炎に関してですが，やはり本ケースのような年代の女性にみられます．紅斑を伴うことも矛盾しません．ヘリオトロープ疹やGottron徴候はありませんが，ショール徴候は特徴的な所見です．興味深いことにHIV急性感染の場合は，本態性多発性筋炎の症状と区別がつきにくいですが，ステロイドに対する反応性は良好です．本ケースに関しては比較的特徴的な皮膚所見を有することから，HIV感染症は抗体検査の結果をみるまでは否定できません．

あとはSLEと皮膚筋炎のオーバーラップ症候群という可能性もありますね．

Neoplastic（悪性疾患）

パラネオプラスティック（paraneoplastic）筋症という可能性がありますが，年齢と，それから特徴的皮膚所見を考慮すると可能性は低いです．

Hematovascular（血液・血管性）

本ケースでは否定的です．

Immune/iatrogenic/idiopathic（免疫性/医原性/本態性）
Metabolic（代謝性）

可能性はありません．

Granulomatous（肉芽腫性）

サルコイドーシスは筋症と皮膚所見を伴います．lupus pernioという名前で知られていますが，サルコイドーシス自身が稀であること，通例，呼吸困難を伴うことから否定的です．

■蝶形紅斑の鑑別

さてさらに絞り込むために蝶形紅斑に対して鑑別診断を考えてみましょう．SLEだけではだめです．

Congenital（先天性）

可能性は低いです．

Aquired（後天性）

こちらになりますね．

Traumatic（外傷性）

打撲した既往がないので可能性は低いです．

Drugs（薬剤性）
😐 可能性はありません．

Infection（感染性）
😐 結核では lupus vulgaris（尋常性狼瘡）といわれています．ときどき重度な蝶形紅斑様に見えます．あとは溶連菌感染症も原因になりえます．本ケースはやや慢性に経過しているところから可能性は低いでしょうか．

Endocrine（内分泌性）
😐 カルチノイド症候群があります．顔面紅潮は有名な所見ですね．本症例では前側や下痢といった他の症状がないため可能性は低いです．慢性カルチノイド症候群では症状が可逆性のときがありますが，皮膚所見は残り続けます．

Degenerative（脱髄性）
😐 可能性は低いです．

Inflammatory（膠原病性）
😐 これは前に述べたので省略．

Neoplastic（悪性疾患）
😐 これも前に述べたので省略．

Hematovascular（血液・血管性）
😐 僧帽弁狭窄症では mitral facies という表現があって，心拍出量低下によって血管拡張した顔面の様子を指します．ただ，本症例では心雑音の所見がないことから否定的です．多血症は赤くなった頬によって全体的に赤みを帯びたりします．

Immune/iatrogenic/idiopathic（免疫性/医原性/本態性）
😐 化粧品が原因で皮膚炎を起こしたり，アトピーなども原因になりますが，紅斑様にはみえませんね．酒さは一般的に中高年にみられますね．

Metabolic（代謝性）
😐 可能性はありません．

Granulomatous（肉芽腫性）
😐 可能性は低いです．

■ livedo reticularis の鑑別

😐 livedo reticularis からはどんな鑑別診断が考えられますか？
🧑 SLE，皮膚筋炎，結節性多発性動脈炎，抗リン脂質抗体症候群，結核，梅毒，多血症，クリオ

グロブリン血症などがあげられます．
🧑 おそらく上記にあげた疾患が重なり合い，筋症や蝶形紅斑をきたしたと思われます．避妊していない性行為ですので，HIVは見逃せません．

> **✋Dr.井上のココ大事！！**
> 梅毒やSLEは口腔内に無痛性病変をきたします．

ベッドサイドにて

🧑 手指を診てみましょう．capillary loopはありますか？どうでしょう？これは膠原病に特徴的な所見として知られます．異常な血管新生が爪床に起こる現象です．油浸オイルを一滴垂らして顕微鏡下で観察すると診やすいです．

> **✋Dr.井上のココ大事！！**
> グーグル画像検索で「capillary loop」を検索して見てみてください．皮膚所見を学ぶには，とても有益な方法です．フロリダ大学のGerald H Stein先生も推薦していらっしゃいました．
> まるで草木が生い茂るような形の血管が，皮膚筋炎，進行性全身性硬化症の80％以上に観察されます[1]．

🧑 後頸部にshawl signがみられますね．口腔内には痛みのない潰瘍形成がみられます．下肢に浮腫があるとのことでしたが，現時点では認めません．治療が効果的なのでしょう．下腿浮腫はループス腎炎のほかに深部静脈血栓症を鑑別に入れておきます．これは抗リン脂質抗体症候群からですね．皮膚筋炎では心機能障害を呈しますが，胸部聴診所見からはそれはないですね．

再び鑑別診断を考えよう

🧑 さて以上より鑑別診断としては以下のようなものになります．

> 1. 皮膚筋炎
> 2. SLE and/or 抗リン脂質抗体症候群
> 3. SLE-DM オーバーラップ症候群
> 4. ウイルス性筋炎

🧑 では経過を教えてください．

👩 入院時CPK 1,143，AST 84と上昇しておりました．HBV，HCV，梅毒はいずれも陰性でした．抗リン脂質抗体，HIVは陰性でした．RNP，Jo-1，SS-A/Bいずれも陰性所見でしたが，抗核抗体は160倍と上がっていました．double stranded DNAは陰性でした．皮膚生検からは，基底膜の肥厚，表皮下の浮腫は著明．血管周囲性に軽度の炎症性細胞浸潤がみられ皮膚筋炎に矛盾しない所見でした（図3-3）．大腿部のMRIでは筋肉にびまん性信号異常や浮腫性変化が広がっていました．筋電図は，low amplitude, short duration, polyphasicとmyopathic changeを認め，いずれも筋原性疾患に矛盾はありませんでした．尿所見ではタンパクは検出されず腎機能は正

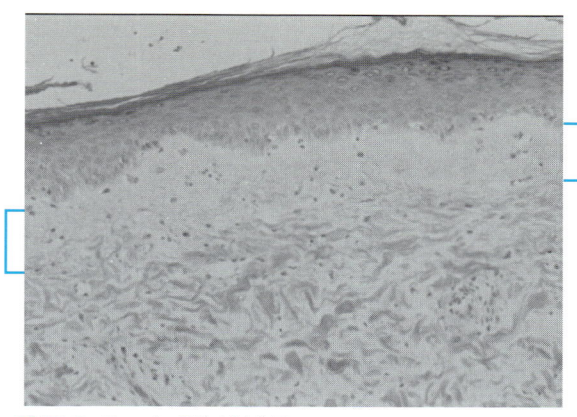

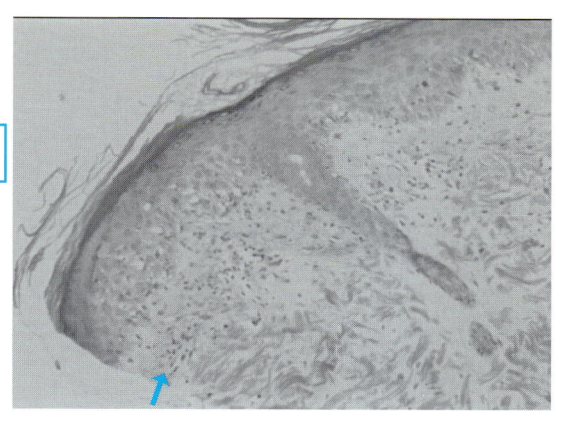

●図 3-3 皮膚生検結果
表皮下の浮腫（[ ]）は著明．血管周囲性に軽度の炎症性細胞浸潤（→）がみられる（カラーアトラス参照）

常でした．

以上，近位筋の筋力低下，CPK上昇，筋電図の筋原性変化，全身性炎症性所見，上肢，および顔貌の紅斑より皮膚筋炎としました．患者さんにはPSL（プレドニゾロン）40 mg が投与されましたが，症状の改善を認めなかった（CPK高値継続，筋力低下）ため，現在MTX（メトトレキサート）4 mg を追加投与されて経過観察中です．

確定診断

皮膚筋炎

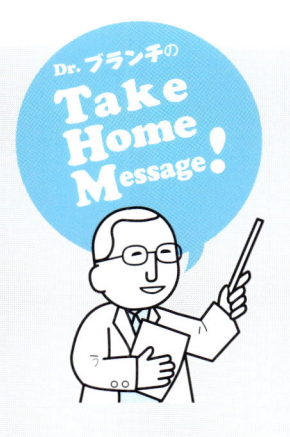

Dr. ブランチの Take Home Message!

❶ 蝶形紅斑を見た場合，広く鑑別診断をとるよう心がけてください．
❷ 膠原病では完全に診断基準を満たさないことがときどきみられます．
❸ 性行為歴は必ず聴取してください．避妊していない場合，HIV感染症を常に考慮しなくてはならないからです．
❹ SLEの診断基準の覚えかたにA RASH POINts an MDというのがあります[2]．
 Ⓐ-arthritis（関節炎）
 Ⓡ-renal disorder（腎障害）
 Ⓐ-ANA（抗核抗体）
 Ⓢ-serositis（漿膜炎）
 Ⓗ-hematological disorder（血液疾患）
 Ⓟ-photosensitivity（光線過敏症）
 Ⓞ-oral ulcers（口腔潰瘍）
 Ⓘ-immunological disorder（免疫系疾患）
 Ⓝ-neurological disorder（神経系疾患）
 Ⓜ-malar rash（頬部紅斑）
 Ⓓ-discoid lupus rash（円板状皮疹）

文献

1) Orient, J. M. : Sapira's Art & Science of Bedside Diagnosis 2nd edition. Lippincott Williams & Wilkins, 2000
2) Leonard, R. : A mnemonic for SLE diagnostic criteria. Ann Rheum Dis, 60 : 638, 2001

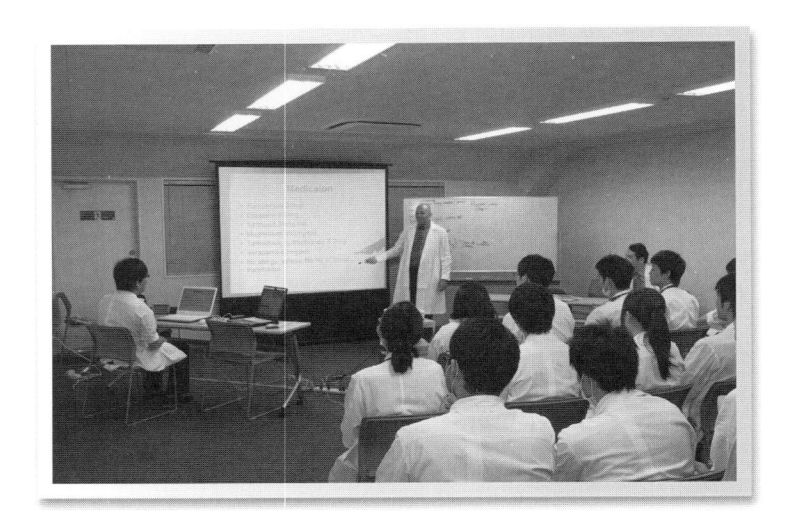

memo

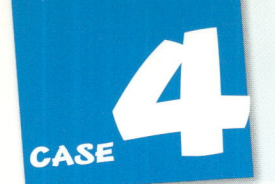

CASE 4　uncommonな病気でもcommonな診察法!?

今回は高安病と診断されている患者さんが，労作時呼吸困難，間欠性跛行を主訴に他院より紹介受診されたケースです．そのため今回は鑑別診断はありません．ポイントは現代病といわれる心血管病の診察です．心臓の聴診以外にもいろいろ診察すべき箇所があることを，この機会に学びましょう．

ブランチ先生　　研修医

症例プレゼン&ディスカッション!!

まずは研修医が英語でプレゼンします．

Presenting Complaint
- Dyspnea on effort

History of Presenting Complaints

This is a 65-year-old man was admitted because of dyspnea on effort. This patient was normally well and had not had a regular health checkup for 40 years.

Around one week prior to admission, he developed dyspnea on effort. It was hard for him to walk even up a slight incline (Hugh-Jones grade Ⅲ). He was able to sleep without problem, but his primary care doctor suggested hospital admission for further investigation. He denied chest pain, palpitations, paroxysmal nocturnal dyspnea, cough, sputum or coryzal symptoms.

About 30 years ago he was diagnosed with Meniere's disease when he developed vertigo and a disturbance of his hearing on the right side. At that time, the ENT doctor noticed pulselessness of his left radial artery, but no further investigations were instigated.

Fourteen years ago, he developed intermittent claudication (Rutherford classification; I-2). He felt pain in both legs after a 300 meter walk which resolved at rest. He underwent a coronary angiogram and aortography, the former which was normal, but the latter showed total occlusion of both arteries in his lower limbs (he did not know which parts in his arteries were occluded). However, he had good collateral flow. Approximately 10 years ago, he had dysphasia which lasted for around 3 minutes. He was diagnosed with a transient ischemic attack (T.I.A.) thought to be due to atrial fibrillation and he was started on warfarin.

Five years ago, he developed orthopnea and he was diagnosed with heart failure which was relieved by diuretic treatment. Intravenous digital subtraction angiography was performed for further examination of Takayasu's disease. Although it was a poor study (because his vein seemed to be poor) there was no aneurysmal change in his right brachiocephalic artery, but it was totally occluded. His renal arteries did not appear to have severe stenosis. The level of plasma renin activity was within normal limits. Both lower limb arteries were totally occluded but there was collateral flow supplying the distal areas. He was administered anti-platelet therapy.

Three years ago, anti-platelet and anti-coagulant therapy were discontinued after upper gastrointestinal haemorrhage.

Review of Systems

General: No body weight loss.
HEENT: No headaches, visual disturbance, rhinorrhoea, or sore throat.
Cardiovascular: As above.
Respiratory: As above.
Gastrointestinal: No appetite loss, nausea, or diarrhoea.
Genitourinary: No polyuria, dysuria, incontinence or urine discolouration.
Neurologic: No neck stiffness, photophobia or paresthesia.
Rheumatologic: No joint pain or swelling.
Dermatologic: Nothing particular.
Haematologic: No blood transfusions, tattoos or history of intravenous drug misuse.

Past Medical History

30 years ago : Meniere's disease (no medication).
14 years ago : Takayasu disease (no treatment).
10 years ago : Atrial fibrillation, transient ischemic accident.
5 years ago : Congestive heart failure.
3 years ago : Upper gastrointestinal haemorrhage, hyperuricemia.

Medication

Torsemide 8 mg daily
Allopurinol 100 mg daily
Cilostazole 200 mg twice daily
Methyldigoxin 0.1 mg once daily
Lansoprazole 10 mg daily

Torsemide（トラセミド）とはなんですか？ わからなければ調べましょう．初めてみる薬は1つ1つ調べて確認していくようにしてください．

利尿剤です．

そうですね．ループ利尿剤です．この症例では心不全があるようですが，この投薬リストを見て，心不全の治療薬として欠けている薬はありませんか？

ARB です．

そうですね．ARB，ACE-I，それに beta blocker は心不全の再入院を減らす，予後を改善するなどのエビデンスが多い薬剤です．

では続いて，身体所見にいきましょう．頸動脈の拍動がよく触れるんですね．これは恐らく Corrigan's sign でしょう．大動脈弁逆流症は大動脈から左心室へ逆流をきたす病態のため，結果として左室拡張終期圧の増大が大きな心拍出量を伴うことによって頸動脈が触れる徴候です．拡張し，急に虚脱する様相が頸動脈でみられます．特に重症 AR（aortic regurgitation，大動脈弁逆流）でみられます．

> **Dr. 井上のココ大事！！**
> 本症例ではARは心エコーで軽度でした．では，なぜ上記所見が得られたかというと，著しい腹部大動脈の狭窄を伴う高血圧症のため，著明な拍動が頸部に観察されたためでした．

Family History
None.

Sexual History
Unconfirmed.

Social History
Tobacco: 20-30 cigarettes per day; stopped 10 years ago.
Alcohol: Beer one can per day.
Occupation: Taxi driver. Retired 3 years ago.
Recent overseas travel: None.
Pet animal: None.

Physical Examination
General status & Vital signs:
  BMI: 20.8
  Temperature: 36.3 degrees C
  Blood pressure of upper limbs: Right 155/94 mmHg, Left 151/89 mmHg. Blood pressure of lower limbs: Right 95/64 mmHg, Left 121/69 mmHg
  Pulse Rate: 72 beats per minute
  Respiratory Rate: 24 breaths per minite and regular.
  SpO_2: 94% breathing ambient room air.
  Consciousness: Alert, oriented in time, place and person.

HEENT:
  Head: Normocephalic and atraumatic.
  Eyes: No pallor and non-icteric.
  Ears & Nose: Nothing particular.
  Throat: No abnormality. No goitre or lymphadenopathy.

Cardiovascular: Carotid bruits bilaterally. Jugular venous pressure slightly elevated. No heaves or thrills. Irregular apex rate. Heart Sounds I and II present. Ejection systolic murmur was audible. Pulses: brachial (+-/+-), radial (-/-), femoral (-/-), dorsalis pedis (-/-) and posterior tibial (-/-).

Respiratory: No obvious distress but mild tachypnea, no use of accessory respiratory muscles, left lower lung field revealed coarse crackles at the late phase of inspiration.

Abdomen: Soft, flat and bowel sounds were normal. There was no tenderness, defence, ascites or mass. The liver was slightly tender on percussion but there was no tenderness on palpation. A bruit was heard in the mid abdomen, and radiated to both sides with it being slightly louder on the left. There was no renal angle tenderness. Genital and rectal examinations were not performed.

Lymphatics: There was no jugular, supraclavicular, axillary or inguinal lymphadenopathy.

Extremities: No palmar erythema or digital clubbing. There was slow pitting edema of the lower limbs but no clinical signs of DVT.
Joints: No redness, swelling or increased temperature.
Skin: Pigmented around body trunk and back.
Neurological: Pupils round & isocoric, cranial nerves Ⅱ-Ⅻ, Ⅹ-Ⅷ: intact. 8: hearing loss on the right side. Peripheral nervous system: Power: 5/5 throughout, Sensory: nothing particular, reflexes: biceps ++/++, triceps ++/++, radial ++/++ patellar ++/++, Achilles ++/++. Babinski: plantar flexion, Barré: negative.

😀 プロブレムリストを見てみましょう．

> **Problem List**
> #1．心不全（Congestive heart failure）
>   a）労作性呼吸困難（Dyspnea on effort）
>   b）頸静脈怒張（Elevation of JVP）
>   c）心房細動（Atrial fibrillation）
> #2．間欠性跛行（Intermittent claudication）
>   a）喫煙者（Current smoker）
> #3．一過性脳虚血性発作（Transient ischemic attack）
>   a）頸動脈に bruit が聴取される（Carotid bruits）
> #4．高血圧症（Hypertension）
>   a）上下肢の末梢動脈の脈拍消失（Pulseless on left radial artery）
>   b）右上肢 155/94 mmHg，左上肢 151/89 mmHg（Blood pressure of upper limbs: Right 155/94, Left 151/89）
>   c）右下肢 95/64 mmHg，左下肢 121/69 mmHg（Blood pressure of lower limbs: Right 95/64, Left 121/69）
>   d）腹部で bruit を聴取する（Abdominal bruit）

😀 非常に多くの所見があります．特に，呼吸困難，これは主訴ですね．それにJVP↑，聴診上 coarse crackle が聴こえます．どんな病態ですか？

🧑 心不全です．

😀 そうですね．では何が心不全を悪くさせたのでしょうか？ どのような病態の可能性がありますか？

🧑 高血圧，心臓弁膜症，心房細動，それから腹部大動脈狭窄も可能性があります．

😀 そうですね．元タクシー運転手という職業歴はどうですか？

🧑 喫煙率が高く，運転のため運動不足という環境に陥りやすいことから，動脈硬化を惹起しやすいので虚血性心疾患になりやすいと思います．

😀 そうですね．胸痛はこの症例ではありませんが，silent ischemia といって無痛性心筋梗塞は心不全の大きな原因の1つです．胸痛がないからといって陳旧性心筋梗塞を否定してはいけません．

> **👆Dr.井上のココ大事‼**
> 一般にどんなベテランドライバーでも運転中は心拍数が約10/min程度増加することが知られています．そのためタクシードライバーを含む職業運転手は冠動脈硬化症のリスクととらえてもいいかもしれないという報告があります．

😀 あと熱はどうでしょう？ 背部でcoarse crackleが聴取されていますよね．肺炎の可能性があります．感染症も心不全を増悪させているかもしれませんね．これも熱がないから肺炎はないと考えてはいけません．可能性は低いですけど，肺血栓塞栓症も可能性として残しておきましょう．でも最も可能性が高いのは，高血圧，心臓弁膜症，心房細動，silent ischemiaでしょう．身体所見では右季肋部の痛み〔liver slight tenderness（by percussion）〕は右心不全による可能性がありますね．

> **Dr.井上のココ大事‼**
> 触診ではpercussion → 軽く圧迫する → 強めに圧迫する，といった3段階が重要．percussionで痛ければrule in，強めでも痛くなければrule outときわめて高い確率で所見の陽性，陰性を判断できます．右心不全による肝うっ血や，viral infectionによる肝炎は，percussionで痛みを訴えることから診断のきっかけになることがしばしばあります．

😀 脈は触れず，過去の画像診断からも高安病の存在に矛盾はないようですが，過去に高安病を診たことはありますか？ そのときの患者さんの性別，年齢はどうでしたか？

😀 20歳の女性でした．

😀 そうですね．女性：男性＝4：1です．年齢も40歳以下が多いです．高安病は大血管に発作が起きることが知られていて，組織学的にはgiant cell arteritisと似ています．つまりマクロファージやTリンパ球の浸潤が血管平滑筋にみられます．しかし疫学的には全く異なります．後者の発症年齢は40歳以上です．

> **Dr.井上のココ大事‼**
> giant cell arteritisとは日本語で側頭動脈炎を指します．症状は頭痛や顎を動かすと側頭部が痛くなるなどがありますが，覚えておくといいのは櫛やブラシで髪をとかすと痛い，という訴えで気づくことがあります．頭痛は❶内部（髄圧上昇によるもの），❷神経（三叉神経），❸筋肉・血管（肩こり，群発性片頭痛・片頭痛，側頭動脈炎），❹副鼻腔炎によるものと4つに分けて考えて問診するといいでしょう．❶と❹は症状は似ていますが，❹は圧すと痛がりますが，❶は関係ありません．❷はピリピリといった独特な表現で表され，❸は痛む局所を患者さんは示します．

😀 高安病の臨床的診断基準をあげてみましょう．
❶ 異なる上肢の血圧：10 mmHg以上
❷ 頸動脈雑音，鎖骨下動脈雑音
❸ 40歳以下の発症
❹ 動脈触知低下，消失
❺ 画像診断：動脈起始部の狭窄
❻ 動脈硬化性病変の除外

😀 この6つを覚えてください．3項目以上満たすと診断できます．本症例は男性で発症が40歳以降，また元タクシー運転手で喫煙歴もある．動脈硬化による血管障害を除外することは難しいですね．ASO（arteriosclerosis obliterans，閉塞性動脈硬化症）なども40歳以降でみられます．ではベッドサイドに行って診察してみましょう．

ベッドサイドにて

まずは general appearance です．よさそうですね．血管炎の患者さんは弱っていることが多いですね．

手の診察

ではいつものように手から診察してみましょう．ばち指がありますね．喫煙者にはみられることです．radial artery（橈骨動脈），brachial artery（上腕動脈）の脈拍触知は低下，ないしは消失しています．特に前腕部に比べて上腕三頭筋の委縮がみられます．これも血管炎によるものと考えてもいいかもしれません．患者さんは洗車，特に屋根を洗うときに腕がだるくなると言っています．特徴的ですね．手をあげたときに気を失う病態を subclavian steel phenomenon（鎖骨下動脈盗血現象）といいます．

> **Dr. 井上のココ大事!!**
> ブランチ先生はいつも手を触りながら，キーとなる問診，Review of Systems も同時に尋ねます．診察時間を節約するテクニックでもありますし，患者さんに身体所見に対するストレス，緊張をやわらげる効果もあります．

腹部の問診

患者さんはおなかの痛みはないようですが，なぜ，このような質問をしたかといいますと，腹部動脈の虚血による症状を確認するためです．それから，「歩くときには，下肢のどこに痛みを自覚しますか？下腿ですか？殿部ですか？」という質問は下肢動脈の閉塞箇所を推定するためです．そのため動脈の解剖をしっかりと覚えることが肝要です．

> **Dr. 井上のココ大事!!**
> 下肢動脈は大動脈からの総腸骨動脈が内腸骨動脈と外腸骨動脈に分岐し，外腸骨動脈は深部大腿動脈と浅部大腿動脈に分岐していきます．内腸骨動脈の閉塞はインポテンスの原因に，深部大腿動脈の閉塞は殿部の疼痛(buttock phenomenon)をきたします．それぞれの所見から閉塞血管を予測できます．

頸部の診察

頸部をみてください．脈拍の拍動が側頭部まで伝わっているのが見えます．これは大変珍しい，瘤を形成している可能性があります．bruit（血管雑音）ははっきりとはありません．

胸部の診察

まず聴診の前に触診ですが，heave（隆起）がありますね．心肥大の可能性があります．
では続いて AR の有無を確認します．AR murmur（AR 心雑音）は 45 度座位よりは，むしろ前かがみにして聴くことが重要です．AR murmur が聞こえます．それから ejection murmur（駆出期雑音）もありますね．

■腹部の診察

😊 腹部所見には異常はないようです．右季肋部の圧痛も消失しているようです．

■下肢の診察

😊 鼠経では動脈は触知できません．雑音もないようです．popliteal, dorsal, tibial artery（膝窩，足背，脛骨動脈）の脈拍の触知はいずれもできません．
すね毛は生えていますね．ASOがひどいときは消失し，皮膚は光沢を帯びてきます．Buerger's testは右側では大腿部を，左側でも大腿部付け根が少し痛いと言っています．しかしどうでしょう，皮膚の色の見た目は変わりません．蛍光灯下では判断が難しいので昼間に再度観察する必要があります．

> **👆Dr.井上のココ大事!!**
> Buerger's test：患者さんのテスト側足首を持ち，下肢を90度挙上します．その肢位で足関節の底背屈を2分間交互にくり返させます．次に坐位をとらせ，下腿を下垂させます．下垂した足が1分以上経ってもチアノーゼが回復しない状態を陽性とします．また狭窄が強いと疼痛を訴えます．感度が22〜25%，特異度が94〜95%といわれています[1]．

😊 爪を圧迫すると血管の様子が予想つきますが，これをcapillary refill testと言いますね．爪を圧迫して2秒以内に血流が戻ってきていますから，critical limb ischemia（重症虚血肢）とは少なくとも言えないようです．この方は良好な血流の回復がみられるので大丈夫ですね．

> **👆Dr.井上のココ大事!!**
> capillary refill testは判断に気をつけなければなりません[2]．理由は狭窄が強くてもcollateral flow（側副血行路）があるケースではそこから爪床に血流が供給されるので，問題なくみえます．ですので，refilling timeが2秒以上ある場合は動脈狭窄の可能性が強い，という点で特異度が高い診察法と考え，refillすれば狭窄は少ないと判断できる感度の高い検査とは言えない，という理解でいいと思います．

■まとめ

😊 さて以上の所見をまとめてみましょう．right brachiocephalic trunk（右腕頭動脈）には重大な狭窄，left subclavian artery（左鎖骨下動脈）は重大な狭窄もしくは閉塞，それから腹部には重大な狭窄があり腎動脈も巻き込まれている可能性もありますね．だから心不全の治療にARB，ACE-Iは使用できませんね．注意が必要な症例になります．話を元に戻して，下肢に関しては重症な狭窄，特に右下肢有意に認めます．
ではこれは本当に高安病としていいのでしょうか？他の必要な検査としてはどのようなものが考えられますか？

😐 ESR，CBC…．

😊 そうですね．あとは内皮細胞抗体とかもあります．でもPETがいいかもしれません．炎症の活動性を評価するのに優れています．それからあとはバイパスする際に生検ですね．
治療はどうでしょう？

😐 プレドニン，MTX……．

😊 そうですね．Anti-TNF-alphaなど膠原病疾患の治療と基本的には同じと考えていいと思います．

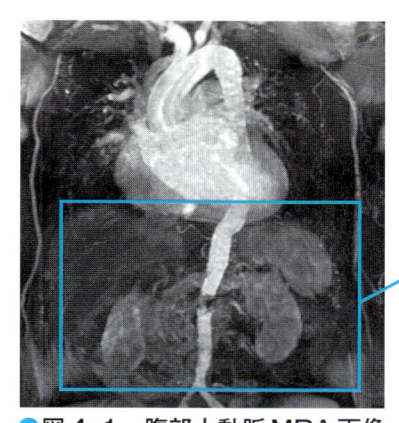

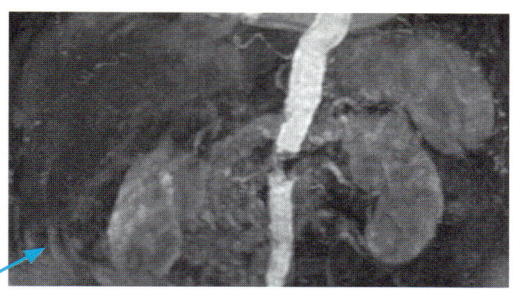

● 図 4-1　腹部大動脈 MRA 画像
腹部大動脈の著明な狭窄が観察される

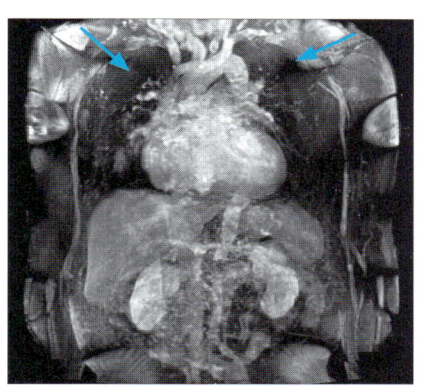

● 図 4-2　腕頭動脈 MRA 画像
MRA 画像腕頭動脈も左鎖骨下動脈も閉塞している

逆に動脈硬化症に対するスタチンや降圧剤などは効果はないですね．でもこの腹部大動脈 MRA の所見をみると，根本的には外科的に対応していただくしかないかもしれません．手術は可能なのでしょうか（図 4-1，図 4-2）？

その後

やはり画像所見などから，外科的治療が選択されました．その後，都内の他院血管外科で，右総頚動脈から右鎖骨下動脈 – 右浅大腿動脈 – 左浅大腿動脈にバイパス人工血管を施行されました．その結果，間欠性跛行は改善し，心機能の後負荷も軽減したため，EF 25％→45％に改善し，元気に紹介元病院に通院されておられます．

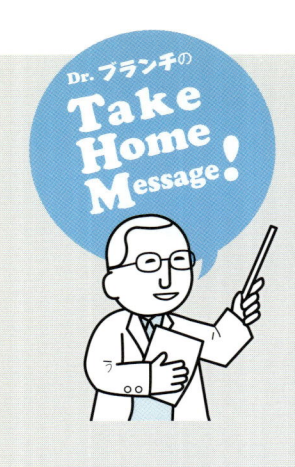

Dr. ブランチの Take Home Message！

❶ 診断がついて入院した患者さんを診察するときに，常に，その診断が妥当であるかを考えるようにしてください．決して入院させた医師を疑うというわけではなく（笑），病気によっては何年もの経過で完成していったりするため，そのときどきで病像が変化してしまうからです．そのため最初の診断が間違っており，治療も適切でないことがあるかもしれません．病気とはそういうものなので，ときとして，あいまいなままでよく，明確な診断名を付ける必要がないということがあります．

❷ 高安病は稀ですが，動脈硬化はとても一般的にみられる病態です．また，高安病は40歳以下の女性にみられることが多いとされています．ですので，本症例は稀です．また，患者さんの職業は元タクシー運転手であることからいつも精神的過緊張の状態にあり，喫煙する男性であることから動脈硬化病変を形成するにはとても可能性が高い状態です．common is common，一般的と言われていることは，あくまで一般的にみられるということを忘れないでください．そして稀な疾患は稀な病態で表現されるよりも，むしろありふれた症状で表現されることも同時に覚えておいてください．

❸ 動脈生検を行えば高安病の診断を裏づけてくれるでしょう．

❹ 主要血管が閉塞すると側副血行路が形成されます．Buerger試験を通して側副血行路の発達状態を知ることができます．

❺ 血行再建術を予定している場合は，冠動脈評価を最初にする必要があります．

文献

1) Orient, J. M. : Sapira's Art & Science of Bedside Diagnosis 2nd edition. Lippincott Williams & Wilkins, 2000
2) McGee, S. R., et al. : Physical Examination and Chronic Lower-Extremity Ischemia: A Critical Review. Arch Intern Med, 158 : 1357-1364, 1998

memo

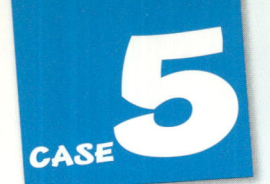

CASE 5 Occam's razor and Hickham's dictum

鑑別診断の際には，頻度の高い疾患（Common diagnosis），可能性の高い疾患（Likely diagnosis），そして決して見逃してはならない疾患（Must not miss diagnosis）と順序づけをすることが大切です．今回の61歳男性のケースを通してみていきましょう．

ブランチ先生　　研修医　　フロアにいる研修医たち

症例プレゼン＆ディスカッション!!

まずは研修医が英語でプレゼンします．

Presenting Complaints
- Fever
- Appetite loss
- General fatigue

History of Presenting Complaints
A 61 year-old-man was admitted to the hospital because of fever, appetite loss and general fatigue.
The patient had been in his usual state of good health until 6 weeks before presentation, when general fatigue developed with associated appetite loss. During the next two weeks a low grade fever (36.5-37.5 degrees C) developed without cough, sputum, joint pain, or chills.

👆Dr.井上のココ大事!!
敗血症の存在を疑わす用語chill（寒気）は以下の3つのレベルで覚えておくことが大事です．つまり，①（単に）寒い，②服を重ね着したり，ヒーターなど暖房器具を使えば大丈夫な程度の寒気，③重ね着しても暖房器具を使ってもまだ寒い，と段階的に分け，③の状態であれば敗血症の存在を疑います[1]．

However, he developed weight loss of 5 kg during this 6 week period. Two days prior to admission, he visited a local clinic. As part of the work up, a chest X-ray was performed which showed abnormal shadowing in the right upper lung. He was therefore admitted to our hospital for further examination. Review of systems revealed insomnia in addition to persistent weakness of his right arm and leg following a previous stroke.

Past Medical History
55 years ago (age of 6): Pulmonary tuberculosis
4 years age: Gout
3 years ago: Hypertension, acute subdural hematoma (operated)
2 years ago: Stroke (cerebral infarction)

😀 57歳で脳梗塞ですか．たとえ高血圧患者としても珍しいですね．降圧剤の薬物過量が原因かもしれないですね．何を飲んでいましたか？

😀 アムロジピン (amlodipine) 5 mg，それ以外の薬物はアスピリン (aspirin) 100 mg，ラベプラゾール (rabeprazole) 10 mg です．

😀 なんとも判断しようがありませんね．

Family History
Father and mother: Hypertension
Son: Asthma

Social history
Tobacco: 40 cigarettes per day for 40 years. He stopped 2 years before admission
Alcohol: He drinks occasionally
Occupation: He was a refuse collector.

😀 脳梗塞を4年前に起こしていますが，いつまでごみ収集のお仕事をしていましたか？

😀 5年前までです．

😀 そうですか．このように仕事の内容，従事していた期間から患者さんの活動度を推測することができます．

Review of Systems
HEENT: No specific symptoms. History of dental caries.
Cardiovascular: No history of cardiac murmur, chest pain, dyspnea on effort, syncope, intermittent claudication, varicose veins or Raynaud's phenomenon.
Respiratory: No cough, sputum, or hemoptysis.
Breast: No complaint of swelling, discharge or pain.
Gastrointestinal: No nausea, vomiting, diarrhea, constipation, hematemesis or jaundice.
Urogenital: No dysuria, hematuria, polyuria or incontinence.
Musculoskeletal: No pain, swelling or stiffness.
Dermatologic: No complaint.
Endocrine: No heat or cold intolerance and no neck swelling.
Psychiatric: No depression or memory loss.

Physical examination
Vital signs:
　Consciousness: Alert
　Body temperature: 36.8 degrees C
　Blood Pressure: 144/62 mmHg
　Pulse Rate: 88 beats per minute and regular

> Respiratory Rate: 20 breaths per minute.
> Pulse oximetry: 94% breathing ambient room air.
>
> **HEENT:**
> Head: Normocephalic and atraumatic
> Eyes: No pallor and non-icteric
> Ears & Nose: Nothing particular
> Throat: Nothing particular
>
> **Cardiovascular:** Pulse volume normal. Jugular venous pressure not elevated at 45 degrees reclinig position. No heaves or thrills. Apex located in the fifth intercostal space in the left mid-axillary line. Heart sounds I and II normal, no S3, S4, gallops or pericardial rub. Peripheral pulses palpable and no clinical evidence of deep vein thrombosis. There was generalized slow pitting edema of his lower limbs.
>
> **Respiratory:** Able to speak in full sentences. No use of accessory respiratory muscles. Trachea not examined. Percussion dullness at the right lower back（approx. 4/5 from the bottom）and vocal fremitus was decreased. No crackles. Breath sounds weak at the lower lung fields bilaterally.

😀 いきなり聴診器を当てないで，まずは打診してください．complete dullness（完全濁音）は胸水，気胸を意味します．incomplete dullness（不完全濁音）では肺炎，腫瘍を意味します．vocal fremitus（声音振とう）はまず「ひと〜つ」と患者さんに言ってもらい，手のひらでその振動を感じてください．続いて聴診し，同部位の響きがよりはっきり聞こえれば，そこに肺炎によるconsolidation（硬化）があることを意味します．逆に減弱したら無気肺，胸水，気胸，腫瘍の浸潤を意味します[2]．

> **Abdomen:** Soft and flat. Normal active bowel sounds. No tenderness. Hepatomegaly (2-3 fingers breadth beneath the costal margin), no tenderness, and no splenomegaly. An epigastric mass was also evident. No renal angle tenderness. No hernial orifices. No ascites. Rectal Exam: no prostatic hypertrophy, mass or tenderness.

😀 心窩部に腫瘤を触れますが，それはどのくらいの大きさで，表面の性状はどうなっていますか？それから可動性はありますか？

🙂 30 mmくらいです．表面は粗い感じで可動性はありません．

😀 なるほど．胆管がんやすい臓がんを考える必要があります．

👥 肝膿瘍はいかがですか？

😀 内部なので，表面的には触れにくいでしょうね．ただ，腫大していたら触れることもあります．C型肝炎のような慢性肝炎も同様に触れることは少ないでしょう．

> **Lymphatics:** Two lymph nodes were palpable in the left neck and right supraclavicular area.

😀 どんな性状ですか？

🙂 まあまあの硬さでしたが…．どう表現したらいいのでしょうか．

😀 大きさ，痛み，表面などを具体的に記載してください．

> **Neurologic :** Cranial Nerves: Pupils 3 mm/3 mm, round and isocoric. Other cranial nerves grossly intact.
> **Peripheral Nervous System :** Mild paralysis and atrophy of the right arm and leg
>   MMT right: biceps 4/5, triceps 4/5, quadriceps femoris 3-4/5, biceps femoris 3-4/5.
>   Gait: Able to walk with assistance. No tremor or ataxia.

👥 本ケースとは違う質問なんですが？

🧑‍⚕️ どうぞ．

👥 関節変形を認める場合の記載箇所ですが，review of systems の欄か physical exam 欄，どちらに記載すべきでしょうか？

🧑‍⚕️ いい質問です．患者さんが「関節の変形があります」と言ったら review of systems に，医師が診察したうえで関節変形を認めた場合は physical exam に記載してください．ただし，内容によっては完全に分離できないことがあります．
ではプロブレムリストを立ててみると以下のようになります．

Problem List
- #1．発熱(Fever)
- #2．疲労感(Fatigue)
- #3．食欲不振(Appetite loss)
  - a)体重減少(weight loss)
- #4．胸部X線；右上肺野に陰影(CXP-Right upper lung shadow)
  - a)呼吸促進(Tachypnea)
  - b)リンパ節腫脹(Lymphadenopathy)
  - c)右胸部打診濁音(Right chest percussion dullness)
  - d)右声音振とうの減弱(Right decreased tactile vocal fremitus)
  - e)吸気の減弱(Decreased basal air entry)
- #5．心窩部腫瘤(Epigastric mass)
  - a)肝腫大(Hepatomegaly)
- #6．下腿浮腫(圧迫から40秒以上回復しない)(Slow pitting edema of lower limbs)
- #7．痛風(Gout)
- #8．脳梗塞(Stroke)
- #9．結核の既往(Previous tuberculosis)
- #10．高血圧症(Hypertension)
- #11．前喫煙者(Ex-smoker)
- #12．う歯(Dental caries)

鑑別診断を考えよう

🧑‍⚕️ 今回は特に**下腿浮腫**について考えてみましょう．圧迫して40秒以上かかって回復してくる浮腫をslow edemaと呼びますが[3]，通常は静水圧の上昇によってもたらされます．原因は局所性，全身性，いずれでも起こりえます．前者の代表例は深部静脈血栓症です．基礎疾患として悪性疾患があり，凝固能亢進によって引き起こされます．後者は，右心不全によってきたします．右

心不全の原因には慢性低酸素血症やCOPD（chronic obstructive pulmonary disease，慢性閉塞性肺疾患），慢性肺塞栓などがあげられます．それから陳旧性心筋梗塞による左心不全→右心不全という考えかたも忘れてはなりません．本症例では不眠症がありますが，これは睡眠時無呼吸症候群のためかもしれません．同時に心不全の原因にもなりえます．

しかしながら，本症例では食欲不振や悪性疾患などのために異化亢進の状態にあり，低タンパク血症も存在する混合型浮腫と考えられます．静水圧上昇には心窩部の腫瘤の圧迫も関与していると考えてもいいですね．もしこの腫瘤が悪性腫瘍だとしたら，例えば多発性肝腫瘍→肝腫大および低タンパク血症という論理も成り立ちます．腫瘍による下大静脈閉塞→Budd-Chiari症候群も下腿浮腫の原因になります．

■ CAT DIED IN HIM Gで鑑別

CAT DIED IN HIM Gで鑑別診断をしてみましょう．

Congenital（先天性）
可能性は低いです．

Acquired（後天性）
こちらですね．

Traumatic（外傷性）
可能性は低いです．

Drugs（薬剤性）
痛風の薬であるアロプリノール（allopurinol）には副作用として骨髄抑制があります．そのため，結核の既感染→肺に潜在→肺結核の再燃という流れがあるかもしれません．

Infection（感染性）
肺炎球菌や異型性肺炎，クラミジア，レジオネラ，肺結核から肺膿瘍まで可能性はあります．

Endocrine（内分泌性）
可能性は低いです．

Degenerative（脱髄性）
これも可能性は低いです．

Inflammatory（Connective tissue Diseases）（膠原病性）
同じく可能性は低いです．

Neoplastic（悪性疾患）
悪性腫瘍の可能性は高いですね．胃がんでリンパ節腫脹に伴い心窩部腫瘤を形成したり，大腸

がんや肺がん，すい臓がん，肝細胞がん（これは肝硬変が先行していることが多いので，本症例では可能性は低いですが），胆管がんなどもありえるでしょう．

Hematovascular（血液・血管性）
悪性リンパ腫，キャッスルマン症候群，傍腫瘍症候群などがあります．

Immune/idiopathic/iatrogenic（免疫性/本態性/医原性）
可能性は低いです．

Metabolic（代謝性）
こちらも可能性は低いです．

Granulomatous（肉芽腫性）
サルコイドーシスがありますが，可能性は低いです．

Common, likely and Must not miss diagnosis

では最後に以下の3つのレベル，①頻度の高い疾患（Common diagnosis），②可能性の高い疾患（Likely diagnosis），そして③決して見逃してはならない疾患（Must not miss diagnosis）に分けて考えてみましょう．

❶ Common diagnosis
マイコプラズマ感染症，結核症，頻度は減りますが，肺膿瘍があります．悪性腫瘍や悪性リンパ腫も多いですね．

❷ Likely diagnosis
肺がん，胃がん，すい臓がんですね．

❸ Must not miss diagnosis
悪性腫瘍，結核症，悪性リンパ腫があります．

以上よりこの症例では肺がんとすい臓がんのdouble cancerの可能性が高いと考えます．

後日…

画像検査を行ったところ，胸部X線では右上肺野が無気肺を呈していることがわかります．腹部CT検査では膵頭部に腫瘤と肝臓の多発性転移を認めました（図5-1，図5-2）．

最終診断

膵臓癌，肝転移

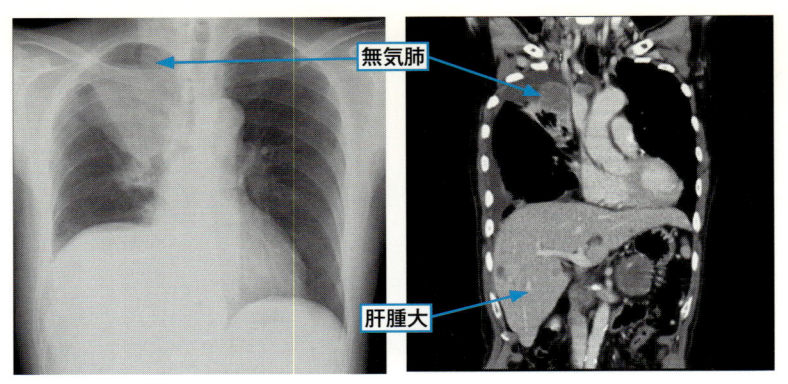

●図5-1　胸部X線・CT

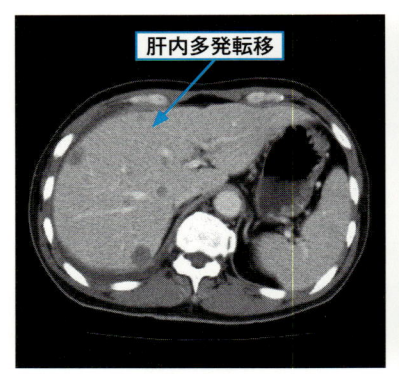

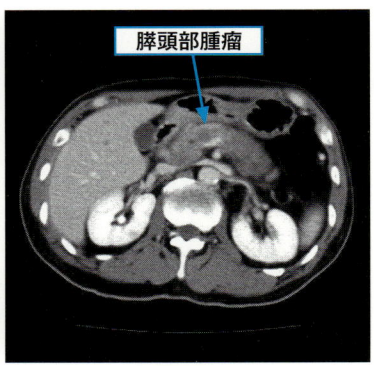

（無気肺、肝腫大）

●図5-2　腹部CT

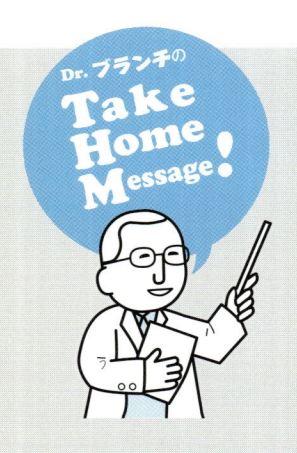

（肝内多発転移、膵頭部腫瘤）

Dr.ブランチの Take Home Message!

以下の話がハリソン内科学書[4]に記載されています．
Occam's razor and Hickham's dictum（オッカムの剃刀とヒッカムの格言）

> 「ある事柄を説明するためには，必要以上に多くの実体を仮定するべきでない」(Entities should not be multiplied beyond necessity)

この考えかたはOccam's razor（オッカムの剃刀）と呼ばれるもので，中世イングランド，オッカム地方の神学者・哲学者であるWilliam（1280〜1349）という人物が残した哲学原理です．

つまり，「ある事柄を説明するのに，必要以上の仮説を立ててはならない」というもので，不要な仮説をそぎ落とす比喩としてオッカムの剃刀と呼ばれています．

別の言葉で言い換えると，**「現象は同程度にうまく説明する仮説があるなら，よりシンプルな方を選ぶべきである」**と言えます．

必然性のない無用な概念を排除しようとした**「思考節約の原理」**とも呼ばれるOccam's razorの考えかたは，現代でも科学理論を構築するうえでの基本的な指針として支持されているというわけです．

指導医の先生に**「診断はまず一元的に考えなさい」**と教えられると思います．

初めはピンッと来ないかもしれませんが，背景にはこのような哲学原理があるわけです．

一方，ヒッカム医師は米国の大学病院の放射線科医だったといわれています．ヒッカムはどの患者さんも偶然に複数の疾患に罹患しうること，医者は患者さんの臨床像に対する複数の説明を探すべきと信じていました．

どちらが正しいか．ハリソン先生は，「50歳以下であればOccam's razor，50歳以上であればHickham's dictumで考えなさい」と教育したようです[5]．つまり，50歳以下では病気は一元的に，50歳以上では複数の疾患が隠れていることを想定しなさいということです．

文献

1) Tokuda, Y., et al.：QJ Med，98：813-820，2005
2) 重森保人：「Dr宮城の教育回診実況中継」，羊土社，2006
3) Orient, J.M.：Sapira's Art and Science of Bedside Diagnosis 4th ed. Lippincott Williams & Wilkins，2010
4) Harrison's Principles of Internal Medicine 17th edition. (Fauci, A. S., et al., eds), McGraw-Hill, 2008
5) ローレンスティアニー，松村正巳：「ティアニー先生の診断入門」，医学書院，2008

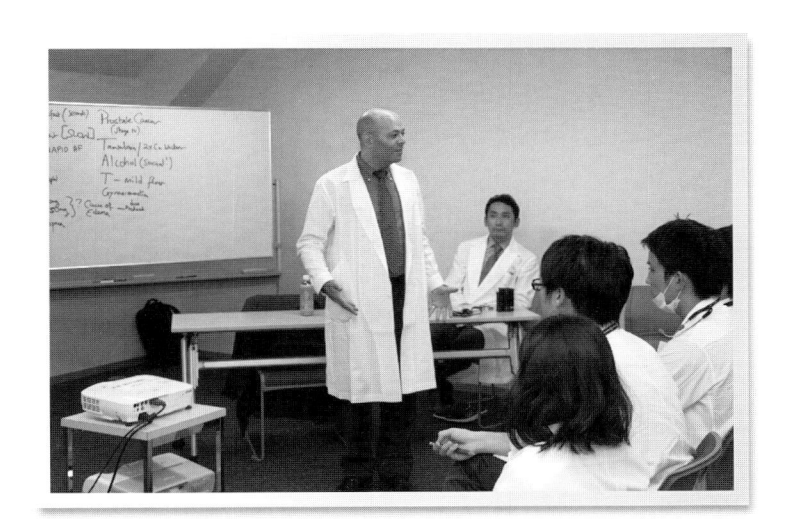

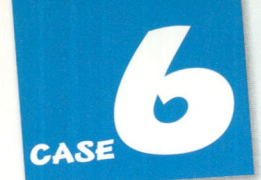

CASE 6 多彩な症状を呈する症例でのアプローチ

前回のHickham's dictumの考えかたで示したように、50歳以上の患者さんは複数の疾患に罹患しうることを十分に想定しないといけません。それに加え高齢者では上手に訴えを話すことができない方も大勢いらっしゃいます。そのようななかで正しい診断に結びつけるには、いくつかのアプローチ法を身につけなくてはなりません。今回は、その1つを学びましょう。

ブランチ先生　　研修医

症例プレゼン＆ディスカッション!!

まずは研修医が英語でプレゼンします。

Presenting Complaints
- Loss of weight
- Night sweats
- Xerostomia

History of Presenting Complaints
A 72-year-old woman was admitted to our hospital because of weight loss.
She was well until two years before when abdominal pain developed. She visited a local clinic, and a stool occult blood test was positive. Colonoscopy was performed and showed polyps at the cecum, ascending colon and rectum, respectively. Endoscopic mucosal resection was performed, and pathological findings demonstrated carcinoma *in situ*.

🧑‍⚕️ ポリペクトミーを施行した箇所は直腸だけですか？
🧑 そうです。

Six months prior to admission, she felt uncomfortable when she swallowed food, especially at breakfast.

🧑‍⚕️ 嚥下困難は朝だけですか？
🧑 はい、朝だけです。
🧑‍⚕️ 固形物だけですか？
🧑 そのようです。

😀 渇きがあるというわけではないのでしょうか？
🙂 少しインタビューの困難な患者さんのためはっきりしません．

> In the last 9 months, she experienced 15 kg of weight loss.
> Four months prior to admission, an endoscopic restudy was performed and it did not show any recurrence.
> One month prior to admission, dyspnea developed suddenly when she was cooking dinner. However, it improved when she sat down. She did not have any chest pain, sputum, nausea or cold sweat at the time. However, she called an ambulance and came to our hospital.
> In the ER, her vital signs were as follows: Body temperature 36.1 degrees C, blood pressure 144/73 mmHg, heart rate 73 per minute, respiratory rate 19 per minute and SpO_2 was 97％（room air）. However, leukopenia, anemia and thrombocytopenia （WBC 3,200, Hb 10.6, Plt 11,200）were identified. There were no special findings on physical examination. She was recommended to come to the department of rheumatology in our hospital.

😀 確かにこれでは息苦しいと言って救急室に来院しても，「一般外来へ行ってください」と言われてしまいますね．

> Three weeks prior to admission, anti-nuclear antibody（ANA）was 1 : 2,560 （homogenous, speckled pattern）.
> She was admitted to be investigated for her weight loss, pancytopenia and the elevation of ANA.
> Review of systems revealed development of night sweats and xerostomia.

😀 入院時はのどの乾きを訴えておられましたか？
🙂 はい．入院後も彼女のベッドサイドにはよくペットボトルがあります．

> It was also revealed that she had tinnitus, vertigo, and hearing loss.

😀 これはMénière病でしょうか．これだけでは詳細がわかりませんが．

📢 Dr.井上のココ大事!!

本症例は，やや認知レベルに問題がある患者さんのようで，十分な医療面接がとれないケースでした．しかしめまいに関しては，医療面接で相当鑑別できる病態の1つといえます．Ménière病に関していえば，病態は内耳のリンパ水腫ですので聴覚系と前庭系の両方をわずらうため，耳鳴りとめまいが突然一緒に発症し，改善するときも同時ですが，少なくとも1〜2時間はかかります．突発性難聴は病態がneuritisですので，難聴が主体となり治療が遅くなれば改善しませんが，めまいは代償性に徐々に改善していくことが特徴です．

CASE 6

Past Medical History
65 years ago: Right eye blindness due to injury, resection of tumor of her left breast (benign tumor).
20 years ago: Fatigue, Autonomic imbalance.
7 years ago: Cataract (left eye).
2 years ago: Diabetes mellitus (no medication).
No allergy or asthma.
No blood transfusions.
No heart disease.

Family History
Brother: Kidney disease (details unknown).
Mother: Heart disease (details unknown).

Social History
No smoking history. Occasional alcohol.
She was born in Tokyo. Her occupational history and personal family history were non-contributory to her presentation.

Travel History
None.

Review of Systems
General: As above. No chills or fever.
HEENT: No headache, visual changes, nasal discharge, sinusitis, hoarseness, or stomatitis.
Cardiovascular: No chest pain, orthopnea, paroxysmal nocturnal dyspnea, dyspnea on exertion, palpitations, intermittent claudication or Raynaud's phenomenon.
Respiratory: Shortness of breath as above. No cough, sputum, or hemoptysis. No tuberculosis contact or previous exposure. Uncertain about previous PPD test.
Gastrointestinal: No anorexia, nausea, vomiting, diarrhea, constipation, melena, dysphagia, or abdominal pain.
Genitourinary: No dysuria, hematuria, urgency, frequency, polyuria, incontinence or nocturia.
Neurological: No numbness, tingling, dizziness or tremor.
Psychiatric: No depression.
Musculoskeletal: No joint pain, swelling, stiffness, deformity, morning stiffness, back pain or neck pain.
Endocrine: No heat or cold intolerance, polydipsia or polyphagia.
Dermatological: No itching, lumps or moles.
Hematological: No bleeding tendency or frequent infections.
Gynecological: No dysmenorrhea or menorrhagia.

Physical examination
Vital signs:
  Heart rate: 77 beats per minute.
  Blood pressure: 110/62 mmHg.
  Body temperature: 35.2 degrees C.
  Respiratory rate: 19/min and regular.

> Pulse oximetry : SpO$_2$ 97% breathing ambient room air.
> Mental status: Alert.
> General appearance: Emaciated.
> **HEENT :**
> Head : Normocephalic and atraumatic.
> Eyes : Pupils equal and reactive to light and accommodation. Conjunctival pallor and non-icteric.
> Ears : No edema or discharge.
> Nose : No discharge.
> Throat : Moist mucous membranes.
> **Neck :** Supple, no goiter or lymphadenopathy.
> **Breast examination :** Mass in her left breast.

😀「腫瘤がある」と表現するとき，大きさ，硬さ，表面の性状，疼痛の有無，可動性の有無をそれぞれ説明しないといけません．

🙂 だいたい3×3cmくらいで，硬く，表面は不正でした．痛みはなく，可動性はあります．外表にくぼみなどはありませんでした．また，乳頭からの分泌物などは認められませんでした．リンパ節腫脹もありません．

> **Cardiovascular :** Extremities warm and well perfused, pulse volume normal, jugular venous pressure not elevated, apex positioned in the left 5th intercostal space in the mid-clavicular line, no heaves or thrills.
> Heart sounds: 1st and 2nd heart sounds normal volume, no 3rd or 4th sounds and no murmur.
> Normal peripheral pulse. No edema of both legs. No clinical signs of deep vein thrombosis.
> Pedal pulses: Present. No cyanosis.
> **Respiratory :** No central cyanosis. No use of accessory respiratory muscles.
> Trachea normal length and not deviated. Normal percussion and vesicular breath sounds.

😀 肝脾腫についてはもう少し大きさを具体的に表現すべきですね．後でベッドサイドで診てみましょう．

> **Abdomen and Pelvis :** Hepatosplenomegaly. Non-distended, soft and non-tender, bowel sounds were normal, no masses and no ascites. No costovertebral angle tenderness. No hernial orifices. External genitalia and rectal examination were not checked. No venous dilation on the abdomen.
> **Lymphatics :** No cervical, axillary, or inguinal lymphadenopathy.
> **Dermatologic :** No skin eruption.
> **Cranial Nerves**
> Ⅱ : Right eye blindness. Left eye visual fields normal to confrontation; pupil equal, round, and reactive to light.
> Ⅲ, Ⅳ, Ⅵ : Extraocular movements intact.

> Ⅴ: Sensation intact.
> Ⅶ: Movement intact and symmetrical.
> Ⅷ: Able to hear finger rubbing bilaterally.
> Ⅸ & Ⅹ: Palate elevates symmetrically; uvula in the midline.
> Ⅺ: Normal neck lateral rotation and shoulder elevation.
> Ⅻ: Tongue protrusion in the midline. No dysarthria.
> **Peripheral Nervous System**
> Tone: Normal in all four limbs.
> Power: Right: Biceps and triceps 5/5 and 4/5, brachioradialis and ulnar 4/5, quadriceps femoris and biceps femoris 4/5, and distal power 4/5.

😐 PTR，ATRはそれぞれ膝蓋腱反射とアキレス腱反射ですので，筋力のところに記載せず，神経学的所見のところに記載すべきです．

> Left: Biceps and triceps 5/5, brachioradialis and ulnar 5/5, quadriceps femoris and biceps femoris 5/5, and distal power 5/5.
> Reflexes: Normal throughout.
> Coordination: Normal throughout.
> Sensory: Grossly intact.

😐 ではベッドサイドへ行ってみましょう．

ベッドサイドにて

😐 まずベッドサイド周辺を確認しましょう．今日はたまたまでしょうか，ペットボトルをみかけませんね．

🙂 いつもはあるんですが…．

😐 まあ，いいでしょう．ではいつものとおりに指からみてみましょう．特に爪にはcapillary loop（ループ状毛細血管）はみられませんね．爪床が硬いとも感じません．
腕はずいぶん筋肉の委縮がありますね．着物の袖のようにたるんでいる感じです．
眼球はやや突出しています．やや汗ばんだ感じもありますが，甲状腺の大きさは正常です．甲状腺機能亢進症によるものではなさそうですね．あと可能性としてあげられる疾患は，悪性リンパ腫の中枢神経浸潤のため押されて突出するケースですが，以前経験したことがあります．唾液腺のサイズは正常ですね．特徴的所見とは言いにくいですが，Sjögren症候群のときに大きくなることがあります．
胸部所見には特に異常ありません．乳房の診察はこれだけ多くの研修医が来ていることもあるので，行わないでおきましょう．ただ腋窩のリンパ節の腫脹はないようです．
腹部所見は…そうですね，肝脾腫大があるようです．肝臓は右季肋部から2cmありますね．辺縁はややごつごつしているかもしれませんが，はっきり言えません．痛みはありません．脾臓は同様に2cm程度の腫大ですね．辺縁はスムーズです．痛みもありません．
下肢には異常はみられませんね．筋力は…本当に若干，右上下肢が弱いかもしれませんが，左

右差なし，正常としていいでしょう．
では，プロブレムリストを立ててみましょう．

> **Problem List**
> #1．体重減少（Weight loss）
> #2．夜間発汗（Night sweat）
> #3．口腔内乾燥（Xerostomia）
>   a) 朝，食事摂取が困難だが水分は摂取可能（Morning symptoms of difficulty eating and needing to drink water）
> #4．直腸ポリープ（Rectal polyps）
> #5．起立時の突然の呼吸困難（Sudden dyspnea on standing）
> #6．汎血球減少（Pancytopenia）
> #7．抗核抗体高値（High antinuclear antibody level）
> #8．糖尿病（未治療）（Diabetes mellitus (untreated)）
> #9．左乳房腫瘤（Mass in the left breast）
> #10．肝脾腫（Hepatosplenomegaly）
> #11．声音振とうの減弱（Decreased tactile vocal fremitus）

鑑別診断を考えよう

今回は鑑別診断を行うにあたって，特徴的所見とそれぞれの原因になる疾患という2つのカテゴリーにまず分け，オーバーラップしている疾患を絞り込んでいきましょう．

特徴的所見とその原因疾患

まず特徴的所見としては，以下の項目があげられます．

> ❶ 口腔内乾燥
> ❷ 肝脾腫
> ❸ 高ANA値
> ❹ 左乳房腫瘤
> ❺ 嚥下困難（固形物，朝方のみ）

口腔内乾燥症をきたす疾患は以下のようなものがあげられます．

> ❶ Sjögren症候群
> ❷ 糖尿病
> ❸ サルコイドーシス
> ❹ ムンプス
> ❺ 薬剤性
> ❻ 放射線被曝（局所性）
> ❼ 悪性リンパ腫
> ❽ 心因性
> ❾ アミロイドーシス
> ❿ 本態性

CASE 6

多彩な症状を呈する症例でのアプローチ

🧑 本症例では特に服薬歴はなく，感染症にしては経過があまりに長く不自然です．また，放射線の被曝歴もありません．

一方，**肝脾腫の原因になる病態**は以下の通りです．

> ❶ 門脈圧亢進症を伴う慢性肝障害
> ❷ 感染症：ウイルス（HBV，HCV，CMV，EBV），細菌性（結核，ブルセラ症，レプトスピラ），寄生虫（トキソプラズマ，マラリア，住血吸虫症）
> ❸ 血液疾患：慢性骨髄性白血病，骨髄線維症，慢性リンパ球性白血病，悪性リンパ腫，Waldenstromミクログロブリン血症，自己免疫性溶血性貧血，Budd-Chiari症候群
> ❹ その他：アミロイドーシス，サルコイドーシス，SLE

🧑 それぞれの病態から推測される鑑別診断のリストで重なっている病態はどれになりますか？ 結核，血液疾患，アミロイドーシスやサルコイドーシスの可能性はありますね．

続いて**抗核抗体値の上昇する疾患**は下記のようなものがあげられます．

> ❶ SLE（systemic lupus erythematosus，全身性エリテマトーデス）
> ❷ 全身性硬化症（progressive systemic sclerosis：PSS）
> ❸ Sjögren症候群
> ❹ RA（rheumatoid arthritis，関節リウマチ）
> ❺ 多発性筋炎
> ❻ 結節性血管炎
> ❼ 慢性活動性肝炎
> ❽ 薬剤性ループス
> ❾ Waldenstromミクログロブリン血症
> ❿ 糖尿病
> ⓫ 慢性感染症，感染性心内膜炎，骨髄炎
> ⓬ 原発性胆汁性肝硬変

🧑 これだけあげられるので，ANA↑＝SLEと考えないようにしてください．病歴，身体所見を慎重に検討し，診断基準と照らし合わせてください．もし合致しなければ，どうして合わないのか，改めて考えてみてください．口腔内乾燥，肝脾腫のリストと合わせ考えてみると，少なくともRAやPM（polymyositis，多発性筋炎）などは考えにくいです．

乳房の腫瘤は気になりますね．確実に悪性腫瘍のR/O（rule out，鑑別）が必要です．乳がんは肝臓にも転移します．門脈浸潤していれば脾腫の原因になりえます．もちろん乳房の腫瘤は年齢的な変化，リンパ腫や術後瘢痕などもありえます．

嚥下困難に関しては食道の蠕動運動の低下，食道狭窄，唾液量の不足などいくつかの可能性があげられます．本症例で特徴的なのは，症状（嚥下困難）は朝方にみられ，かつ水分は摂れるということから，これは唾液量の不足が絡んでいる可能性が高いです．未治療の糖尿病のケースもありますが，肝脾腫は伴いませんね．念のため血糖，HbA1cを調べておく必要があります．体重減少の他の原因には自己免疫疾患の可能性，例えばBasedow病などがありえます．甲状腺

機能も調べておきましょう．

オーバーラップする可能性のある疾患

以上の考察より**可能性のある疾患名**をリストアップしてみると以下となります．

> ❶ Sjögren 症候群
> ❷ SLE，Sjögren 症候群合併症例
> ❸ PSS
> ❹ Waldenstrom ミクログロブリン血症
> ❺ 原発性胆汁性肝硬変
> ❻ アミロイドーシス
> ❼ 未治療の糖尿病
> ❽ 乳がん（転移している）
> ❾ 結核

Sjögren 症候群で注意しなくてはならないことは悪性リンパ腫を合併するリスクが高くなることです．また Sjögren 症候群の診断基準は以下の 6 項目のうち 4 項目を満たすことです．

> ❶ ドライアイ
> ❷ 口腔内乾燥
> ❸ 唾液腺の生検でリンパ球の浸潤がみられる（50 以上 /4 mm^2）
> ❹ シルマー試験もしくは Rose bengal 試験
> ❺ 唾液量の不足
> ❻ SSA，SSB 陽性．SSA は 70〜90％，SSB は 40〜50％で陽性．つまり陰性でも Sjögren 症候群を除外することはできない

これらの診断基準で感度，特異度ともに 94％です．
今後の検査としては以下を提案します．

> ❶ 血液像，網状赤血球，骨髄穿刺
> ❷ Ca，ビタミン D，ACE 測定
> ❸ SSA，SSB，Scl-70 測定，抗ミトコンドリア抗体測定
> ❹ 結核，培養，ツベルクリン反応
> ❺ 腹部超音波検査
> ❻ 乳房腫瘤の生検

その後…

その後以下の検査が追加されました．
❶ 血液像：特記すべき所見はありませんでした．網状赤血球の増加はなく，正常範囲内でした．
❷ 骨髄所見：有意な所見はありませんでした．

❸ 口唇生検：Sjögren症候群を示唆する所見はありませんでした．皮膚生検も同様でした．
❹ 乳房エコー：乳がんを疑わせる所見がなかったため生検は行われませんでした．
❺ SSA，SSB，Scl-70はいずれも陰性でした．
❻ 胃内視鏡検査：正常範囲内で，悪性リンパ腫を示唆する所見はありませんでした．
❼ 腹部エコーで肝硬変所見を認めたため，抗ミトコンドリア抗体を検査したところ陽性でした．ウイルス性やアルコール性はないため，原発性胆汁性肝硬変（primary biliary cirrhosis：PBC）と診断されました．

以上より，原発性胆汁性胆管硬化症による肝硬変に伴う汎血球減少症との診断に至りました．

確定診断

原発性胆汁性胆管硬化症による肝硬変に伴う汎血球減少症

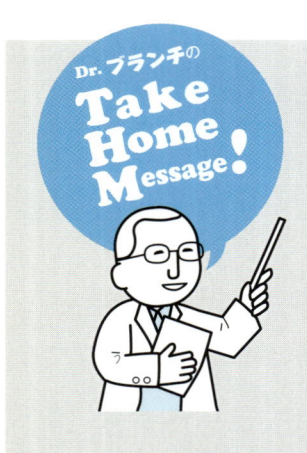

Dr.ブランチのTake Home Message!

非典型的症状を呈するケースについて，鑑別診断するときのポイントは，鑑別診断する項目内容の限られている所見に着目するといいでしょう．本ケースでは乾燥症状，肝脾腫，抗核抗体陽性がそれにあたります．それぞれに対し可能性のある疾患をリストアップし共通項目に着目し，疾患を絞り込むわけです．もちろん，関係のない，でも明らかな重大な項目，本例では乳がんの既往になるわけですが，それらも当然見逃さずにおいておくことは言うまでもありません．

また，得られた所見をすべてプロブレムリストに載せ，1個1個検証し，診断的プラン，治療プランを構築することは大変重要です．

抗体検査，例えば抗核抗体やリューマトイド因子などですが，それらの感度，特異度を確認してください．上がった，下がった，だけでは鑑別は進みません．丁寧に診断基準をレビューして，冷静に対処することが肝要です．

文献

1) Kristinsson, S. Y., Koshiol, J., Björkholm, M., Goldin, L. R., McMaster, M. L., Turesson, I. & Landgren, O.: Immune-related and inflammatory conditions and risk of lymphoplasmacytic lymphoma or Waldenstrom macroglobulinemia. J Natl Cancer Inst, 102 (8): 557-567, 2010

2) Vitali, C., Bombardieri, S., Moutsopoulos, H. M., Balestrieri, G., Bencivelli, W., Bernstein, R. M., Bjerrum, K. B., Braga, S., Coll, J. & de Vita, S.: Preliminary criteria for the classification of Sjögren's syndrome. Results of a prospective concerted action supported by the European Community. Arthritis Rheum, 36 (3): 340-347, 1993

memo

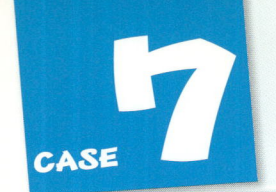

CASE 7 診断推論の基本はcommon is common．でも今回は別…

今回のケースでは，病態は痙攣というcommon diseaseですが，患者さんは発育障害も伴っています．24歳ですので，病気を一元的に考えるようにしてアプローチしてみましょう（case5参照）．

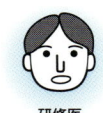

ブランチ先生　　研修医

症例プレゼン＆ディスカッション!!

まずは研修医が英語でプレゼンします．

Presenting Complaint
- Tonic-clonic seizure

History of Presenting Complaint
A 24-year-old Japanese man was admitted to this hospital because of a seizure.
On the day of admission, when the patient observed his computer screen, he suddenly lost consciousness and developed a tonic-clonic seizure. His mother found him convulsing and he was frothing from his mouth. The seizure subsided after about 10 minutes. After recovering consciousness, he denied urinary or faecal incontinence.

"frothing from his mouth. The seizure subsided after about 10 minutes. After recovering consciousness, he denied urinary or fecal incontinence" とは，口から泡を吹いたけれども尿失禁，便失禁はなかったという意味です．

👉 Dr.井上のココ大事!!
痙攣は突然起こる意識障害のため，失神や痙攣の鑑別診断には発症状況を知る目撃者がいるかいないかが，診断にはとても重要になります．ただ，突然発症のため，いないことが多く，そのような場合，精神的，情動不安定によるものと区別するために，口から泡を吹く，尿失禁，それから口腔内の裂傷などを確認することが重要です．

His mother witnessed the seizure and called the emergency services. On their arrival at the house, his seizure had stopped. The patient's consciousness level was JCS 2, and he was lying prostrate on the floor. After transfer to the ER in our hospital, his consciousness was improving.
On further questioning, prior to the seizure, he denied any aura. He did not feel particulary tired the day before.
Usually, he wakes up around 9-10 am, and goes to bed around 1 am.

なぜ睡眠パターンを確認したか，わかりますか？睡眠不足は痙攣の誘因になりえるからです．

> **Dr.井上のココ大事!!**
> 痙攣の誘因を知っておく必要があります．前兆を理解すると，続いて起こる痙攣発作に対し今後対応しやすくなるからです．通常，痙攣発作初発では痙攣自体に目を奪われがちになるため，家族に対して医師から尋ねないと知りえない事実になります．必ず確認するようにしてください．

He had one episode of tonic-clonic seizure while sleeping at midnight lasting 10 minutes four months before admission. At that time, his mother heard his groaning before the seizure. He was then seen by a orthopedic surgeon because he developed back pain post-ictally. MRI did not reveal any fractures but he was told that his bones did not look like those of a 24-year-old man.

痙攣の患者さんが最初に整形外科受診とはおもしろいですね．

He was a low birth weight infant (2.1 kg). His growth rate significantly decreased around 12 years old. During his junior high school (12-15 years old), his height only increased by 1 cm, and following that, his height remained unaltered.

身長の伸びが大変少ないですね．注目すべき所見です．

He had not been previously advised of any developmental delay. He had an average scholastic ability in elementary school, junior high school and high school. He was accepted into university six years ago and graduated two years ago. He is currently unemployed.

Past Medical History
Valgus knee deformities.

"Valgus knee deformities" とはX脚の意味ですが，一般の方は，「knock knee」と言います．ちなみにO脚は「varum」，一般用語では「bowing」と言います．

Anxiety.
No allergy or asthma.

Medications
None. No known drug allergies.

Family History
His father and mother are alive and well. No family history of short stature or developmental delay.

Social History
He is a non-smoker and drinks occasional alcohol. No illicit drug use.

Travel History
None.

CASE 7

診断推論の基本はcommon is common．でも今回は別…

Review of Systems
HEENT: No headache, visual changes, nasal discharge, sinusitis, hoarseness, stomatits or odynophagia.
Cardiovascular: No chest pain or palpitations.
Respiratory: No sputum, hemoptysis, or cough. No tuberculosis contact or previous exposure.
Gastrointestinal: No constipation, diarrhea, nausea, vomiting, melena, dysphagia, anorexia or abdominal pain.
Genitourinary: No dysuria, hematuria, urgency, frequency, polyuria, incontinence or nocturia.
Neurological: No numbness, tingling, peri-oral paraesthesia, cramps, dizziness or tremor.
Psychiatric: No depression or insomnia.
Musculoskeletal: No back pain or neck pain.
Endocrine: No heat or cold intolerance, polydipsia or polyphagia, and no lactorrhea.
Dermatological: No itching, alopecia, brittle nails, lumps or moles.
Hematological: No bleeding tendency or frequent infections.

Physical examination
157 cm, 59.1 kg, BMI 23.9
Vital signs :
   Heart rate : 70 beats per minute and regular.
   Blood pressure : 130/80 mmHg
   Body temperature : 36.4 degrees C
   Respiratory rate : 60 breaths per minute and regular.
   Pulse oximetry : 97% breathing ambient room air.
   Mental status : Alert
General appearance : Round face, short stature and slight central obesity.
HEENT :
   Head: Normocephalic and atraumatic.
   Eyes: No conjunctival pallor and non-icteric.
   Ears: No edema or discharge.
   Nose: No discharge.
   Throat: No swelling or erythema.
   Neck: Supple, no goiter or lymphadenopathy.
Cardiovascular: Heart sounds: 1st and 2nd heart sounds normal, no 3rd or 4th sounds and no murmur. No peripheral edema.
Respiratory: No central cyanosis. Normal tracheal length and not deviated. Good air entry bilaterally. Normal vesicular breath sounds.
Abdomen and Pelvis: Distended, soft, non-tender and bowel sounds were normal. No masses or hepatosplenomegaly. No costovertebral angle tenderness. No hernial orifices.
Lymphatics: No cervical or axillary lymphadenopathy.
Musculoskeletal: Short fourth and fifth metacarpals and bilateral genu valgus.
Dermatologic: No skin eruption. Normal distribution of pubic hair.
Cranial Nerves
   II : Both visual fields normal to confrontation; pupils equal, round and reactive to light.

    Ⅲ, Ⅳ, Ⅵ: Extraocular movements intact.
    Ⅴ: Sensation intact.
    Ⅶ: Movement intact and symmetrical.
    Ⅷ: Able to hear fingers rubbing bilaterally.
    Ⅸ and Ⅹ: palatal elevation symmetrical; uvula in the midline.
    Ⅺ: Normal neck lateral rotation and shoulder elevation.
    Ⅻ: Tongue protrusion in the midline. No dysarthria.

Peripheral Nervous System
    Tone: Mild spasticity in both lower limbs. Arms had normal tone.
    Power: 5/5 in all muscle groups.
    Reflexes: Normal throughout.
    Coordination: Normal throughout.
    Sensory: Intact.

😊 ではプロブレムリストを立ててみましょう．

Problem List
  #1．くり返す痙攣（Recurrent seizures）
  #2．発育障害（Stunted growth）
  #3．両下肢Ｘ脚（Bilateral genu valgus）
  #4．満月様風貌（Round face）
  #5．中心性肥満（Central obesity）
  #6．第4指と第5指の中手骨の短縮（Short 4th and 5th metacarpals）

😊 このなかで，特に低出生体重児に着目してみましょう．
    24歳で，手足が短くＸ脚．顔が丸い．何か特別な問題を考えますか？
😊 偽性副甲状腺機能亢進症です．
😊 するどいですねぇ．偽性副甲状腺機能亢進症の特徴的所見は関節障害ですが，そのなかで特に特徴的なのは中指骨が短縮することです．本ケースでは第4指と第5指の中手骨が短く，合致しますね．
    では，低カルシウム血症が痙攣の原因になりますか？
😊 はい，なりえます．
😊 そうですね．そのほかの電解質異常で，どのようなものが痙攣の原因になりえますか？
😊 低ナトリウム，高ナトリウム，あと低カリウム血症も….
😊 低カリウム血症から心室細動を起こして，痙攣というストーリーはありえますが，直接的でなく二次的ですね．また，時間も数秒から数十秒しかみられないでしょう．本ケースのように10分継続する痙攣の原因としてはありえませんね．
😊 あとは低マグネシウム血症もありえます．
😊 そうですね．ではCAT DIED IN HIM Gで病態をリストアップしていきましょう．

鑑別診断を考えよう

Congenital（先天性）
　低出生体重児ということは該当しますが，痙攣の観点ではあてはまるようなものはありませんね．あとはIQが低ければ，出生の問題になりますが，本ケースでは4年制の大学をきちんと卒業しているので，可能性は低いとしていいでしょうか．

Acquired（後天性）
Traumatic（外傷性）
　現病歴からは可能性は低いですね．

Drugs（薬剤性）
　どの薬が痙攣の原因になります？
　覚せい剤，コカイン．
　そうですね．ただ禁断症状として，ですが．あとは抗うつ剤やアルコール，ベンゾジアゼピンでもありますね．それから点滴製剤ですが，ドキサプラムもあります．薬物中毒のスクリーニング検査はしておいて悪くないですね．

Infection（感染性）
　脳炎，髄膜炎などがありますが，経過の長さから考えなくていいかもしれませんね．また，巣症状や発熱，項部硬直などもありません．

> **Dr.井上のココ大事!!**
> 時間の要素は鑑別診断を助けることをあらためて確認しておいてください．つまり，発症してからの経過時間によって除外できる疾患があるということです．

Endocrine（内分泌性）
　常に血糖チェックを意識しないといけませんね．低血糖でも高血糖でも，糖尿病性ケトーシスによる痙攣というストーリーもありますね．他の疾患ではSIADH（syndrome of inappropriate antidiuretic hormone secretion，抗利尿ホルモン不適合分泌症候群）や，副腎機能低下症から低ナトリウム血症をきたしての痙攣という可能性がありますが，やはり経過から考えて可能性は低いですね．

Degenerative（脱髄性）
Inflammatory（膠原病性）
　可能性は低いです．

Neoplastic（悪性疾患）
　可能性としては，中枢神経原発性悪性リンパ腫，白血病，原発性・転移性脳腫瘍などがあげら

れます．しかしながら，経過，身体所見からいずれも否定的です．

Hematovascular（血液・血管性）

血管性の病態はDEATHの頭文字で記憶するといいと思いますが，D：dissection（解離），E：embolism（塞栓），A：aneurysm（動脈瘤）/ AV malformation（動静脈奇形），T：thrombosis（血栓），H：hemorrhage（出血）の意味です．ただ，現病歴からは巣症状がないことや慢性の経過から考えて可能性は低いですね．また，これら血管性の病態が原因の痙攣の持続時間はせいぜい数十秒です．

Immune/idiopathic/iatrogenic（免疫性 / 本能性 / 医原性）

本態性てんかんの可能性はあります．SLE（systemic lupus erythematosus，全身性エリテマトーデス）もありえますが，可能性は低いですけどね．

Metabolic（代謝性）

確実に低ナトリウム血症や高ナトリウム血症，低マグネシウム血症，低カルシウム血症の病態を除外しないといけません．他の病態としては腎不全，肝不全，それから全身性の低酸素血症（例えば蘇生後や一酸化炭素中毒症など）があげられます．しかし，特に後者のような病態は経過から考えにくいです．

Granulomatous（肉芽腫性）

可能性は低いですね．

さて，これらを見て，あらためて，occam's razor（case5参照）に従って50歳以下の場合は病気を一元性で考えてみると，診断名は偽性副甲状腺機能低下症，Albright症候群の可能性が高いですね．
では，採血検査および画像を見せてください（図7-1，図7-2）．

> 血清カルシウム 5.5 mg/dL，血清リン 5.3 mg/dL と低カルシウム血症，高リン血症を認める．インタクト副甲状腺ホルモン 419 pg/mL ↑（正常値 8〜50），心電図ではQTc 492 msec と延長している．

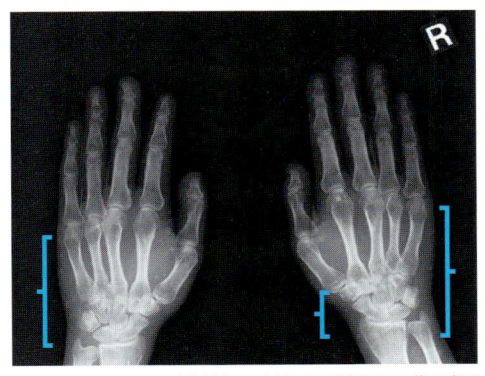

●図7-1　両手単純X線異所性石灰化所見

●図7-2　脳CT
A：基底核に石灰化沈着所見．
B：皮下に異所性石灰化所見．

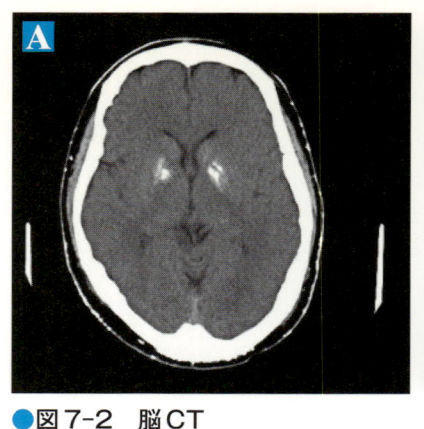

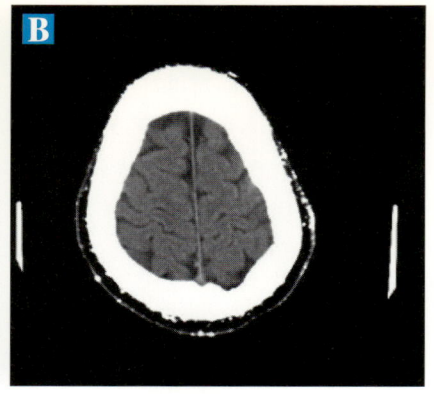

🧑 心電図ではQTcの延長とicRBBB（incomplete right bundle branch block，不完全右脚ブロック）がみられますね．頭部CTでは基底核および皮下組織に著明な石灰化沈着がみられますね（図7-2）．以上より偽性副甲状腺機能低下症，Albright遺伝性骨ジストロフィー（type 1a）と考えます．痙攣はおそらく低カルシウム血症によるものと考えますが，あとの可能性としては本態性てんかんがあげられます．

🧑 どうやって治しますか？

👩 ビタミンDの投与．

🧑 慢性でしたらそれでよいですが，急性ではどうしますか？

👩 グルコン酸カルシウムの静注を行います．

🧑 そうですね．心電図モニターを見ているとQTcが改善していくことがわかります．カルシウムが低い限り痙攣発作をくり返す可能性があるため，積極的に投与してください．

本症例における痙攣の原因は，基底核にカルシウムの沈着を認めますが，むしろ低カルシウム血症によるものと考えられます[1]．しかし低出生体重児で生まれたことと関連は低いと思いますが，本態性痙攣による可能性は否定できません．ですので，抗てんかん薬を服薬した方がいいと思われます．

確定診断

偽性副甲状腺機能低下症，Albright遺伝性骨ジストロフィー（type 1a）

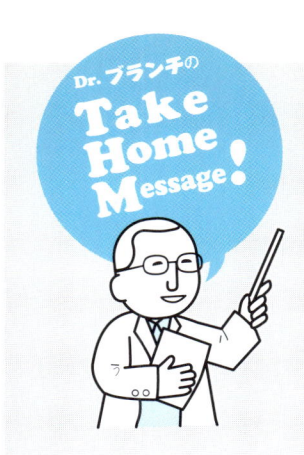

Dr. ブランチの **Take Home Message!**

偽性副甲状腺機能低下症は，日本では100万人あたり3.4人の発症率で非常に稀な疾患です[1]．そのなかでAlbright遺伝性骨ジストロフィー（type 1a）は最も多いです．原因はGタンパク質（共役受容体）の異常によりシグナル伝達が正常に行われないためと考えられています．
偽性偽性副甲状腺機能低下症表現系は，一見，偽性副甲状腺機能低下症に症状は似ていますが，電解質や副甲状腺ホルモン量は正常です．

薬物性の痙攣

痙攣をみた場合，薬物の原因には，アスピリン，アセトアミノフェン，アルコール，それからコカインや三環系抗うつ薬が挙げられます．たとえ患者さんが，使用を否定していたとしてもスクリーニングテストなどを行い，確認しておくことが肝要です．

痙攣の治療

痙攣は緊急性が高いので治療法を確認しておいてください．緊急のABCを行った後，ジアゼパム（セルシン® 0.2 mg/kg），もしくはミダゾラム（ドルミカム® 0.2 mg/kg）をゆっくりと反応をみながら静注します．その後も痙攣がみられるようであれば，フェニトイン（アレビアチン® 20 mg/kg）を点滴静注します．
フェニトインに関して注意点としては以下の3点です．
❶グルコースで溶解すると析出するので，生理食塩水で溶解すること．
❷低血圧や房室ブロックに注意すること．
❸三環系抗うつ薬による薬物中毒では使用しないこと．
フェニトインによるNaチャネルの阻害作用がより重篤な病態にしてしまうといわれています．ですので，三環系抗うつ薬による薬物中毒が疑われた際は，バルビツレート系薬剤か，プロポフォールを使用してください[2]．

痙攣の患者さんへ伝えること

また，患者さんには，運転や重機を扱うような仕事を差し控えるようにアドバイスしてください．これは医師の法的な責務と認識してください．現在わが国の運転免許発行のガイドラインには，「2年間痙攣が起こらなかった場合において，運転を再開してよい」との記載があります[3]．

文献

1) Abraham, M. R. & Khardori, R. : Pseudohypoparathyroidism. Last updated 5th August 2009, http://emedicine.medscape.com/article/124836-overview
2) Ma, O. J., Cline, D. M., Tintinalli, J. E., Kelen, G. D. & Stapczynski, J. S. : Tricyclic Antidepressants-Emergency Department Care and Disposition. Emergency Medicine Manual 6th edition. McGraw-Hill, 2004
3) Ito, M. & Miyake, S. : Driving license of patients with epilepsy, management of their oral drugs and suppositories by non-medical professionals and the role of pediatric neurologists. (Article in Japanese), No To Hattatsu, 36(3) : 194-1999, 2004

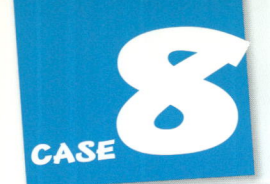

CASE 8 Sweet Sixteen

問診，身体所見，それから近医の検査データから重要な事実事項を集めプロブレムリストを作成すると，本症例のようにいくつかの問題が1つの病態によるものだということが理解できるようになります．

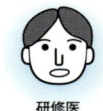

ブランチ先生　　研修医

症例プレゼン&ディスカッション!!

まずは研修医が英語でプレゼンします．

Presenting Complaints
- Loss of weight
- Nocturia
- Polydipsia
- Polyuria
- Fatigue
- Night sweats
- Dizziness and vertigo

History of Presenting Complaints
This 16 year-old male was well until 2 months before admission when glycosuria was identified. He was observed for an interval of one month after which he was retested and which again was positive. Therefore, he tried to reduce the amount of each meal by avoiding another bowl of rice. However, he began to lose weight and in one month it fell by 10 kg from 81 kg to 71 kg. He also complained of general fatigue and mild headache.

Six days prior to admission, he visited a local clinic and 3+ glycosuria and 3+ ketones were identified. Urine occult blood and protein were not detected. The next day, he visited our hospital to be examined further.

Further information was gathered from the review of systems as follows: two months prior to admission, he developed fever (37.6 degrees C) with rhinorrhea and headache, the latter which was located on the right side. He thought the pain was mild to moderate and expressed it as 4/10 on the visual analogue pain scale. It was worse when he moved his head, and was improved by rest. He did not have any neck pain or photosensitivity. He visited a local clinic at that time and was diagnosed with a common cold. He was prescribed anti-histamine and NSAIDs with improvement noted within 2 days.

In the preceding 2 months he admitted to severe thirst especially during baseball practice.

> He also noted that he was drinking more fluids, even during his classroom lessons. He noted that he was passing urine up to 8-9 times during the night (nocturia) and was finding it difficult to sleep. Night sweats were also noted to be occurring during this period.
>
> Dizziness was another problem but he denied any collapsing episodes.

😊 では最初に現病歴からみていきますが，与えられた情報をもうちょっと整理してみましょう．まず頭痛についてどのような質問をすべきでしょう．

👌 Dr.井上のココ大事！！
ここでは痛みの10カ条を考えることが大事です[1]（概論 SOCRATES も参照）．
❶ Location, ❷ Time & duration, ❸ Onset, ❹ Character, ❺ Intensity,
❻ Severity, ❼ Radiation, ❽ Exacerbating factor, ❾ Relieving factor,
❿ Associating factor

（文献1から引用）

😊 頭を左右に動かしたときに痛む場合は，後頸部の筋肉痛によることが多いです．朝起きたときであれば，脳内腫瘍などが原因の髄内圧亢進による症状であることを考えます．鼻水，涙を伴う場合は偏頭痛ですね．首を前後に曲げるときに痛ければ髄膜炎を，頬部の痛み，特に押すと痛ければ副鼻腔炎を考えます．

👌 Dr.井上のココ大事！！
頭痛は痛みを起こす箇所を4つのパートに考えると理解しやすいです．❶筋肉，❷硬膜ーくも膜，❸三叉神経，そして❹太い血管（動静脈関係なく）です．
筋肉は後頸部痛が多いですね．僧帽筋，広背筋が後頸部に連なっているからです．肩こりのひどい場合，頭痛になりますね．
脳は三層の被膜で覆われていて，外側から硬膜，くも膜，脳軟膜とありますが，硬膜とくも膜には第5脳神経から知覚枝が分布しているため，頭蓋内圧亢進や，頭蓋内出血（特にくも膜下出血），あるいは髄膜炎のとき，この三叉神経が刺激されることによって頭痛が起こります．
三叉神経に限らず神経痛は非常に特徴的な点がいくつかあります[2]．❶まず発作性であり，❷瞬時的で数分と継続することはない．❸当然ながら解剖学的神経分布に一致し，❹多くの場合，誘因がある．❺発作のないときは無症状．（文献2から引用）
最後の血管は，偏頭痛や発熱によって血管拡張したときに感じることが多いです．

😊 あと，非回転性めまいに関してですが，いつ頃から自覚し始めていたのでしょう？
🧒 ここ1〜2週間内のようです．
😊 脱水傾向ですからめまい感があったのかもしれません．蝸牛症状なども耳鳴りがあれば考えるべきでしょう．見た目はどうですか？元気がありませんでしたか？
🧒 いいえ，特別，具合が悪そうにはみえません．
😊 そうですか．それでしたら，tilt test をすべきでしょう．なぜしなくてはいけませんか？
🧒 起立性低血圧の可能性があるからです．
😊 そうですね．起立3分以内で，収縮期血圧が20 mmHg，拡張期血圧が10 mmHgのいずれかであれば起立性低血圧と診断します．

🧑‍⚕️ また，寝汗と記載がありますがどんな様子だったのでしょう？
🧑 じわっと汗ばむようです．
🧑‍⚕️ 通常は，着替えなくてはいけないような状態を指します．じわっとする程度では言いませんので，病的ではないですね．

Past Medical History
None.

Medications
None. No known drug allergies.

Family History
Father : Type 2 diabetes mellitus (DM) approximately 20 years ago.
Great aunt and uncle: Diabetes mellitus.

🧑‍⚕️ 糖尿病の家族歴がありますが，患者さんの食事の内容の好みはどうでしょう？ 特に，ソーダを好む，という食生活は糖尿病を悪化させますね．
🧑 16歳ということもあってか気にせず，何でも食べていたようです．やはり肉類は好物とのことですが，ジュース類はあまりとってはいないようです．
🧑‍⚕️ なるほど．

Social history
Nothing particular.

Review of systems
Eyes: Normal vision, and no excessive tears.
Ears: No tinnitus or deafness.
Nose: Throat and sinuses - No discharge, sinus pain or hoarseness.
Breasts: No discharge or pain. Gynecomastia (+)
Cardiovascular: No previous murmur, chest pain, dyspnea on effort, intermittent claudication, Raynaud's phenomenon or syncope.
Respiratory: No cough, sputum, wheezing or hemoptysis.
Gastrointestinal: No nausea, vomiting, diarrhea, constipation, hematemesis or jaundice.
Urinary tract: No dysuria or incontinence. See other features above.
Joints: No pain, edema, stiffness or deformity.
Neurological: No syncope, diplopia, tremor, ataxia or numbness.
Muscles: As above.
Endocrine: No heat or cold intolerance.
Psychiatric: No depression or memory loss.

Physical examination
180 cm, 71 kg, BMI 21.9
Consciousness: Alert
Body Temperature: 37.3 degrees C
Blood Pressure: 104/68 mmHg
Pulse Rate: 62 beats per minute and regular
Respiratory Rate: 13 breaths per minute

🗨 脈拍は62，でも熱がありますね，ちょっと少なめかもしれません．

> **✋Dr. 井上のココ大事!!**
> 一般に体温が0.55℃上昇するたびに心拍数(HR)は10/min上がるといわれています．つまり38℃であれば，(38.0-36.5)/0.55×10＝27/min，すなわち87〜107/minのHRになっていることが予測されます[3]．

> **HEENT**
>   Head: Normocephalic and atraumatic. No sinus pain on palpation or percussion.
>   Eyes: No pallor and non-icteric.
>   Ears & Nose : NAD [*1]
>   Neck: No goitre, bruit or lymphadenopathy.
>   Throat: NAD
> **Cardiovascular:** Warm and well perfused. Normal skin turgor, wet mucous membranes and sweat in the axilla. Jugular venous pressure was not elevated at 45 degrees reclining position. No precordial heaves or thrills. Cardiac percussion revealed a normal size heart. Heart sounds 1 and 2 present and normal. No S3, S4, murmurs, gallops or rubs. No clinical evidence of deep vein thrombosis and no leg edema. Peripheral pulses present.
> **Respiratory:** Regular respiration, normal central trachea and no tracheal tug. Expansion normal > 5 cm, and percussion resonant throughout. Normal vesicular breath sounds with no wheeze or crackles.
> **Abdomen:** Soft and flat. Normal active bowel sounds, no tenderness, and no hepatosplenomegaly. No hernial orifices. No renal angle tenderness. Rectal and genital examination not performed.
> **Cranial Nerves:** Pupils 6/6 mm and light reflexes prompt. Cranial nerves Ⅱ to Ⅻ grossly intact.
> **Peripheral Nervous System:**
>   Tone: Normal throughout.
>   Power: Biceps, triceps, quadriceps femoris and biceps femoris were 5/5 bilaterally.
>   Reflexes: All reflexes ++（normal）throughout.
>   Coordination: Finger to nose test; intact.
>   Sensation: Vibration sense was normal.
>
> ＊1：NAD = Nothing abnormal detected

🗨 あと眼底は診ましたか？　それからリンパ節はどうだったでしょう？

🗨 リンパ節腫脹はありませんでした．眼底は診ていません…．

> **✋Dr. 井上のココ大事!!**
> 感染症で著名な青木眞先生が，「研修医時代，『眼底を診ていません』なんて言ったら指導医に『荷物まとめて出てけ』って言われたよ」とおっしゃってました．眼底を診る習慣や直腸診をする習慣を研修医時代に身につけなければその後は一生やらない診察法になってしまうでしょう．

🗨 まずはプロブレムリストを立ててみましょう．

> **Problem List**
> #1. 体重減少（10 kg）(Loss of weight of 10 kg)
>   a) 夜間頻尿（7〜8回）〔Polyuria (7-8 times per night)〕
>   b) 疲労（Fatigue）
>   c) 尿糖陽性，尿ケトン陽性（Glycosuria 3+ and Ketonuria 3+）
> #2. 糖尿病の家族歴（父，叔父，叔母）〔Family history of DM (father, uncle, aunt)〕
> #3. 非回転性めまい（Dizziness）
> #4. 比較的最近に認めた感冒様症状：鼻水，頭痛（軽度），倦怠感，発熱
>   （Relatively recent suspected upper respiratory tract infection (URTI) with rhinorrhea, headache (mild), fatigue, fever）

鑑別診断を考えよう

以上のうち尿糖，尿ケトン陽性に関して鑑別診断を考えてみましょう．

Congenital（先天性）

可能性はあります．またMODY（Maturity Onset Diabetes of the Young）遺伝子異常の可能性もあります．常染色体優性遺伝子を示し，膵β細胞の機能不全によりインスリン分泌が障害されます．3世代以上の遺伝歴があれば，積極的に検索をした方がいいでしょう．

Acquired（後天性）
Traumatic（外傷性）
Drugs（薬剤性）

現病歴から可能性はありません．

Infection（感染性）

2カ月前に発熱，頭痛，鼻水が一過性にありましたが，感冒以外に何が考えられるでしょうか？

副鼻腔炎や髄膜炎でしょうか．

そうですね．ただ慢性副鼻腔炎でしたら，急性副鼻腔炎と違って，常に頭痛や顔面痛があるわけではありません．骨髄炎や歯槽膿漏などで歯茎が膿瘍形成したときは，もちろん別ですが，また，糖尿病であれば，免疫抑制状態のため，緑膿菌による外耳炎が広がって髄膜炎になるというストーリーがあることを知っておくと便利と思います．進展はきわめて早く，髄膜炎，骨髄炎などを引き起こします．他には脳膿瘍，慢性髄膜炎もありますね．また，細菌性，ウイルス性，真菌性と分けて考えるとさらによいと思います．

Endocrine（内分泌性）

まずは1型糖尿病ですね．あとは，甲状腺機能亢進症も高血糖をきたしますね．二次的に糖尿病を引き起こす疾患としてCushing症候群があげられます．Cushing症候群の可能性を調べるためには何をしますか？

😀 副腎皮質刺激ホルモン（adrenocorticotropic hormone：ACTH）やコルチゾールの測定をします．

😑 ACTHは費用が高いですよ．副腎皮質刺激ホルモン放出ホルモン（corticotropin releasing hormone：CRH）も高いですよ．まずはコルチゾールを測定するようにしてください．コルチゾールが高値を示したら，デキサメタゾン抑制試験をしてください．末端肥大症の診断を疑ったりしたら，そのときは成長ホルモン（growth hormone：GH）を測定してください．
さて他の鑑別診断にはどのようなものがあがりますか？

😀 褐色細胞腫やグルカゴノーマなどです．

😑 褐色細胞腫は頭痛，発汗，高血糖，代謝亢進（体重減少）という症状から鑑別に入るかもしれません．尿中バニリルマンデル酸やメタネフリンを測定してください．3回は測定する必要があります．またチロシンが入っている食事，つまり，ナッツやアイスを食べていると偽陽性になることがあるので覚えておいてください．それから褐色細胞腫はVon Hippel Lindau病に合併することを覚えておいてください．ただ本ケースは褐色細胞腫にしては高血圧や心拍数上昇などの所見がありません．
また，グルカゴノーマの診断には腹部CTとインスリン刺激試験です．
それから仮に末端肥大症であり鼻水を自覚していた，と仮定すると，下垂体腫瘍でトルコ鞍の破壊から鼻水様に髄液が出るというストーリーもあるかもしれません．本ケースでは鼻水は一過性であったことより可能性は低いでしょう．しかし，もし継続して観察されるならば，鼻水のβトランスフェリンを測定すべきでしょう．グルコースオキシダーゼを以前は測定していましたが，これは簡易で早く結果を得られる一方で，偽陽性，偽陰性があるため使われなくなってきました．

Degenerative（脱髄性）
Inflammatory（炎症性疾患）
😑 可能性は低いでしょう．

Neoplastic（悪性疾患）
😑 悪性腫瘍，リンパ腫，白血病などが考えられます．

Hematovascular（血液・血管性）
Immune/idiopathic/iatrogenic（免疫性/本態性/医原性）
😑 可能性は低いでしょう．

Metabolic（代謝性）
😑 尿ケトン陽性があるので糖尿病性ケトアシドーシス（diabetic ketoacidosis：DKA）を考えますが，心拍数は正常なので，おそらくあっても軽度のケトーシスと考えます．

Granulomatous（肉芽腫性）
😑 結核がありえますね．発熱，夜間の汗，とくれば常に考えなくてはいけないでしょう．

😑 さて，以上より最も可能性が高い疾患は何ですか？

😊 1型糖尿病と思います．

😐 そうですね．念のため，確認ですが，糖尿病の診断基準は？

😊 空腹時血糖 126 mg/dL 以上，随時血糖 200 mg/dL 以上，75 g 経口負荷試験（OGTT）2 時間値 200 mg/dL 以上のいずれに HbA1c（JDS）6.1% 以上，もしくは口渇，多飲，多尿などの典型的症状や確実な糖尿病性網膜症の存在を認めれば診断できます．

😐 そうですね．HbA1C だけでは診断できません．貧血では下がるし，2週間前ではわかりません．1型の場合はインスリンや C-ペプチド，GAD 抗体やインスリン抗体の測定も必要です．
ではベッドサイドへ行ってみましょう…．

ベッドサイドにて

診察後

😐 身長は父親が 160 cm であるのに対し，本人は 180 cm と言っていましたね．末端肥大症の可能性も考える必要がありますね．
また，女性化乳房がみられたので低プロラクチノーマ血症の可能性があります．女性化乳房の他の原因にはスピロノラクトンやアルコール，マリファナなどがあります．悪性疾患としてのプロラクチノーマもあります．やはり脳下垂体が気になりますね．
Von Hippel Lindau 病に特徴とされている色素変化，カフェオレ斑はありませんでしたが，左腋窩にはちょっとしたできものがありました．神経線維腫の可能性は少ないですね．さて，最終診断名は何ですか？

😊 糖尿病で1型の可能性が高いと考えています．GAD 抗体は陰性でしたが，インスリンは適正な血糖コントロールをするために 80 IU/日必要でしたので．また，C-ペプチドも低値でした．脳 MRI 検査では下垂体を含め正常範囲内でした．甲状腺機能も正常でした．

😐 必要インスリン量のおおまかな目安は，通常は 0.5 IU/kg ですからそれはずいぶん多いですね．1型糖尿病でも抗体陰性率は 10% 程度になりますが，本症例は二次性の可能性もあります．抗体陰性だからといって除外診断できません．
本症例で最も気になる点は，1型糖尿病と診断がつくにはあまりに時間を経過しているということです．本症例はわずか2カ月前に初めて尿糖陽性を指摘されたということです．
ただ，2型はインスリン抵抗性があるので，C-ペプチドは高くあるべきですが，本症例は低値であったところから，やはり1型の可能性は高いと言えそうですね．
DKA の診断基準は満たしていませんので，本症例は運よく早めに気づいただけで，もうちょっと時間が経過していたら DKA になっていたでしょう．DKA と高浸透圧性非ケトン昏睡の混合型は3分の2のケースにみられるので，高浸透圧性非ケトン昏睡だからといって2型を否定することはできません．可能でしたら MODY に対して遺伝子的検索を行ってみてはいかがでしょうか？

確定診断

1型糖尿病

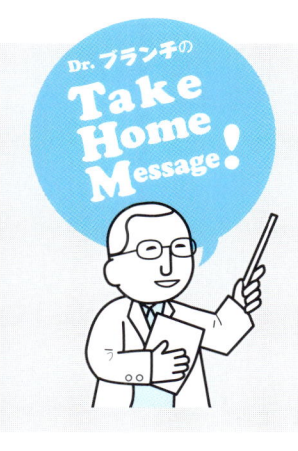

Dr.ブランチのTake Home Message！

尿糖陽性は異常であり，「それはなぜか」という対応を常にこころがけてください．尿糖やケトン尿を認める場合は，DKAをまず考え，すぐに血糖，電解質，アシドーシスの有無をチェックするようにしてください．未治療の1型糖尿病の場合は，食事療法をきっちりやる必要はありません．まずはインスリン療法をきちんとやることです．というのは，このような患者さんは絶対的にインスリン量が少ないためです．
感染にもよく注意してください．また，DKAは循環動態回復を第一にすることとインスリン療法中に低カリウム血症にならないよう注意してください．

文献

1) 岸本暢将：「米国式症例プレゼンテーションが劇的に上手くなる方法」，羊土社，2004
2) 植村研一：「頭痛・めまい・しびれの臨床」，医学書院，1987
3) 重森保人：「Dr宮城の教育回診実況中継」，(宮城征四郎，監，徳田安春，編)，羊土社，2006

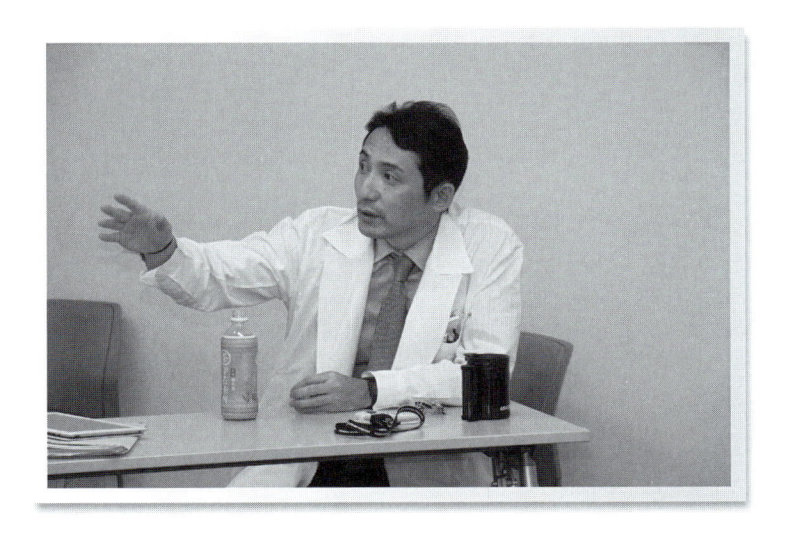

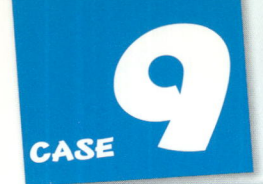

CASE 9 名医はJ.Branch, 感染症のフォーカスはJ.BURANCH is

外来の先生や開業医の一部の先生方に発熱に対して広域抗菌薬を処方される先生がいらっしゃいます．入院患者さんと違って日に何度も診察ができないため，やむを得ない状況は十分理解できるところです．しかしどの菌をカバーし，どういった副作用があるかは，正確に理解しておかないと，原疾患の特定が困難になることがあります．

ブランチ先生　　研修医

鑑別診断を考えよう

まずは研修医が英語でプレゼンします．

Presenting Complaints
- Fever
- Chills
- Fatigue
- Rhinorrhea
- Cough

History of Presenting Complaints
A 51 year-old Japanese man was admitted to this hospital with a two-week history of general fatigue. Eight days prior to admission, his temperature increased to 38 degrees C, and this was associated with chills and fatigue.
However, he denied cough, rhinorrhea or sputum. Complete blood count, chemistries and chest radiograph were normal, respectively. Levofloxacin 500 mg once daily, tipepidine hibenzate 60 mg three times daily (for cough), ambroxol hydrochloride 45 mg three times daily (for sputum), theophylline 200 mg twice daily, and acetaminophen 1,200 mg three times daily were prescribed, and he returned home.

咳も痰もないのに咳止め，アミノフィリン，さらには抗菌薬も出ています．困りましたね．必要ないのに処方をしてはいけません．アミノフィリンはCOPD (chronic obstructive pulmonary disease, 慢性閉塞性肺疾患) と気管支喘息にのみ使用してください．

His condition did not improve and five days prior to admission he was unable to go to work. On the day of admission, fever was persistent, and cough and rhinorrhea developed. 500 mL of normal saline was infused at another clinic because he appeared to be dehydrated.

う〜ん，51歳男性が，もし本当に脱水であれば，500 mLの生理食塩水では少なすぎますね．

Chest radiograph did not reveal any abnormal shadowing. Influenza testing was negative. Garenoxacin 400 mg twice daily, bepotastine besilate 5 mg (for rhinorrhea), ibuprofen 300 mg three times daily, and ambroxol hydrochloride 45 mg three times daily were prescribed, and he returned home. However, general fatigue worsened and his mother called an ambulance.

さて，なぜ救急車を要請したのでしょうか？
立ちあがれなくなったからです．
そうですか，わかりました．

Past Medical History
40 years ago; osteomyelitis（leg？），diphtheria

骨髄炎が足？ どういう意味ですか？
お母様がそう言っていたのですが，本人はすでに意識障害を起こしているのではっきり確認できません．

Dr.井上のココ大事！！
ローレンスティアニー先生の有名なパールの1つに"Once an osteo, always an osteo."（既往に骨髄炎があれば，鑑別診断に常に骨髄炎の可能性を考えなさい）があります．ですから本症例に本当に骨髄炎があったのか，明確にする必要がとてもあります．残念ながら患者さん本人の状態が不安定であり，お母様はご高齢のためかきちんと覚えておられず，これ以上の病歴聴取は不可能でした．

10 years ago; pneumothorax

Social History
Current smoker: 30-40 cigarettes/day
Ethanol: 1-1.5 L/day
Employment: Photomechanical service

Travel History
None.

Sexual History
None.

Review of Systems
General: No change in weight, or night sweats.
HEENT: No headache, visual changes, hearing loss, tinnitus, deafness, vertigo or hoarseness.
Cardiovascular: No chest pain, orthopnea, dyspnea on exertion, palpitations, intermittent claudication or Raynaud's phenomenon.
Respiratory: No cough, sputum, shortness of breath or hemoptysis.
Gastrointestinal: No nausea, vomiting, constipation, melena, anorexia or abdominal pain.

Genitourinary: No hematuria, urgency, frequency, polyuria, incontinence or nocturia.
Neurological: No numbness, tingling, or dizziness.
Psychiatric: No insomnia.
Musculoskeletal: No joint pain, swelling, stiffness, deformity, morning stiffness, back pain or neck pain.
Endocrine: No heat or cold intolerance, polydipsia or polyphagia.
Dermatological: No itching or eruptions.
Hematological: No bleeding tendency or frequent infections.

Physical examination
Vital signs :
　Heart rate: 103 beats per minute and regular.
　Blood pressure: 101/72 mmHg.
　Body temperature: 35.9 degrees C.
　Respiratory rate: 19 breaths per minute and regular.
　Pulse oximetry: 92% breathing ambient room air.
　Mental status: JCS 2, GCS E4V4M6

バイタルサインはどうでしょう？ 落ち着いていますか？

呼吸数が増えています．また，頻脈です．

血圧はどうでしょう？ 喫煙，飲酒が多めの51歳男性です．動脈硬化があって，もう少し高くてもいいかもしれません．そうするとバイタルはすべて不安定といえますね．

HEENT:
　Head : Normocephalic and atraumatic.
　Eyes : No conjunctival pallor and non-icteric.
　Ears : No discharge.
　Nose : No discharge.
　Throat : No erythema or exudate.
Neck: Supple, no goiter or lymphadenopathy.
Cardiovascular: Extremities warm and well perfused, jugular venous pressure not elevated, apex positioned in the left 5th intercostal space in the mid-clavicular line, no heaves or thrills.
Heart sounds: 1st and 2nd heart sounds low pitched, no 3rd or 4th sounds and no murmur.
No clinical signs of deep vein thrombosis.
Respiratory: No central cyanosis. Percussion normal. Normal vesicular breath sounds.
Abdomen and Pelvis: Non-distended, soft and non-tender, bowel sounds were normal, no masses, and no hepatosplenomegaly or ascites. No costovertebral angle tenderness. No hernial orifices. External genitalia: no abnormality, Digital examination; no mass, no hemorrhoid, and prostate non-tender.
Lymphatics: No cervical, axillary, or inguinal lymphadenopathy.
Dermatologic: No specific changes.

Cranial Nerves
　Ⅱ : Visual fields normal to confrontation; pupils equal and round, reactive to light and accommodation.
　Ⅲ, Ⅳ, Ⅵ : Extraocular movements intact.
　Ⅴ : Sensation intact.
　Ⅶ : Movement intact and symmetrical.
　Ⅷ : Able to hears finger rubbing bilaterally.
　Ⅸ & Ⅹ : Palate elevated symmetrically; uvula in the midline.
　Ⅺ : Normal neck lateral rotation and shoulder elevation.
　Ⅻ : Tongue protrusion in the midline. No dysarthria.

Peripheral Nervous System
　Tone: Normal in all four limbs.
　Power: Appeared normal on cursory examination.
　Reflexes: Not performed.
　Coordination: Normal throughout.
　Sensory: Grossly intact.
　Babinski: Not performed.

Babinskiのチェックはきちんとやらないといけません．錐体路障害に高い特異度がありますが，最も無視される診察法の1つです．

さて，バイタルサインの異常，発熱を認めることからSIRS（Systemic Inflammatory Response Syndrome，全身性炎症反応症候群）について確認しておきましょう．診断基準は以下の通りです[1]．

> ❶ 心拍数 > 90 /min
> ❷ 呼吸数 > 20 /min
> ❸ 体温 < 36℃ or > 38.3℃
> ❹ WBC < 4×10^9/L or > 12×10^9/L
> ❺ 急性な意識障害の増悪
> ❻ 血糖値 > 120 mg/dL

この診断基準はお気づきかと思いますが6つで構成されています．現行の診断基準は❶〜❹の4項目で，残り2項目は以前の診断基準で入っていました．この扱いかたですが，例えば❶〜❹のうち，2項目しか満たしていない場合に，そこに❺，❻の2項目，すなわち意識障害や血糖高値（非糖尿病症例で）が加われば，やはりSIRSを強く意識してよいと考えます．本ケースでは少なくとも①心拍数，⑤意識障害の急速な増悪があてはまりますね．SIRSと言っていいでしょう．ただ，感染症によるものなのか，炎症性疾患によるものなのかを考えねばなりません．

Dr.井上のココ大事!!
SIRSの診断基準は以下のように覚えます．
HeaRT WAG
Heart Rate > 90 /min
Respiratory Rate > 20 /min
Temperature < 36 ℃ or > 38.3 ℃ (axillary T + 0.5 ℃ = oral T)

CASE 9

WBC $< 4 \times 10^9$/L or $> 12 \times 10^9$/L
Altered mental state
Glucose > 120 mg/dL (unless diabetic)

鑑別診断を考えよう

どこの臓器に感染症,もしくは炎症がありますか？
感染症のフォーカスを探すときに覚えておく頭文字は J. BURANCH is です.

■ J. BURANCH is で感染症を鑑別

Joints（関節）
可能性はありますが,たぶん違いますね.病歴から関節症状がありません.

Bones（骨）
可能性はありますが,こちらも病歴から可能性は低いでしょう.ただし,骨髄炎の既往が明確であれば,念頭においておく必要があります.

Urogenital（泌尿器系）
可能性は低いです.

Respiratory（呼吸器系）
呼吸数の増加,SpO$_2$ の低下,咳など十分可能性があります.市中肺炎では肺炎球菌,インフルエンザ桿菌,*Moraxella catarhalis*（喫煙者に多いですね）,結核菌,非定型抗酸菌症（*Legionella pneumophila* など）.あとは遷延しているウイルス感染症が考えられます.

Abdominal（腹部）
病歴などから可能性は低いです.

Neurological（神経系）
項部硬直はありませんが,可能性はあります.意識障害を呈しているからです.敗血症によるものが考えられますが,髄膜炎や脳炎,脳膿瘍などの可能性も残しておきます.

Cardiac（心臓）
心雑音がありますが,救急室で聞こえますか？ 通常騒がしいですよね.そういう場所での聴診所見は有用ではありません.感染性心内膜炎の可能性は否定できませんね.

HEENT（頭・眼・耳・鼻・喉）

😀 鼻水が出ているので，副鼻腔炎はありえます．後鼻漏は咳嗽の原因になります．副鼻腔炎がひどくなると中枢神経系まで炎症が波及するときがあります．

Intravascular（血管内）

😀 否定はできません．

Skin（皮膚）

😀 可能性は低いです

😀 覚えておいてほしいのは本症例はアルコール摂取量が多いことです．免疫系の抑制が示唆されますね．
本ケースは病歴聴取の難しい点，身体所見の乏しい点から鑑別診断は非常に多くあげられます．また，抗菌薬がすでに投薬されていることも確定診断を困難にさせています．レボフロキサシン 500 mg 1日1回投与，ガレノキサシン 400 mg 1日2回投与．これらの量，回数などはいかがですか？ 欧米ではガレノキサシンはありません．レボフロキサシンは 1,000 mg くらい投薬してもいいですね．

> **Dr. 井上のココ大事!!**
> 日本人では 1,000 mg はちょっと多いかもしれません．ただ，抗菌薬が効かないときに考えることは4つ．❶スペクトラムが合っていない，❷投与量，投与回数が不十分，不適切，❸投与期間が不適切，❹アナトミカルな問題．

😀 しかし，同じニューキノロンに代えて使うのは全く理由がわかりませんね．

> **Dr. 井上のココ大事!!**
> これは異なるクリニックに受診しているがために起こった悲劇ですが，それでもやはり担当の医師は，前医でどのような治療がなされたのか，確認する必要があります．もちろんダブリを防ぐ意味合いがあるのですが，それ以外に投薬によって現在の症状，身体所見も変化しているわけですから，それらを踏まえて可能性の高い疾患，低い疾患を分類することもできます．常に前医の情報を取ることを徹底しておいてください．

😀 NSAIDsとニューキノロンを同時に投薬するとどんな合併症があるかご存じですか？
🙂 痙攣です．
😀 そうですね．ほとんどすべてのニューキノロンの副作用は日本から報告されています．

> **Dr. 井上のココ大事!!**
> これは大変残念な事実ですが．しかし，日本人のニューキノロン好きが丸見えですね．あとニューキノロンを使うときに注意することは，酸化マグネシウムや鉄剤など金属イオンを含む薬剤との同時投与です．キレートを形成し吸収が阻害されます．

😀 それではプロブレムリストを立ててみましょう．

> **Problem List**
> #1. 発熱（38℃）〔Fever（38 degrees C）〕
>   a）悪寒（Chills）
>   b）全身倦怠感（2週間），入院前日には動けなくなる（Hospitalization）
>   c）鼻水（Rhinorrhea）
>   d）咳嗽（Cough）
>   e）頻脈（103回/日）〔Tachycardia（pulse rate 103 /min）〕
>   f）軽度低血圧（101/72 mmHg）〔Relative hypotension（BP 101/72 mmHg）〕
>   g）軽度頻呼吸（19回/分）〔Mild tachypnea（19/min）〕
>   h）低酸素飽和度（92％，室内気）〔Low O_2 saturations（92% on room air）〕
>   i）GCS 14（見当織障害）〔GCS 14（disorientation）〕
> #2. 抗菌薬投与済み（Administration of antibiotics）
>   a）レボフロキサシン，ガレノキサシン（LVFX，Garenoxiacin）
> #3. アルコール多飲者（1〜1.5 L/日）〔Heavy alcohol consumer（1-1.5 L/day）〕
> #4. 喫煙者（ヘビースモーカー）（Heavy smoker）

■ CAT DIED IN HIM Gで意識障害を鑑別

意識障害に対してCAT DIED IN HIM Gを考えてみましょう．

Congenital（先天性）
Acquired（後天性）
Traumatic（外傷性）
いずれも可能性は低いですね．

Drugs（薬剤性）
可能性は低いです．

Infection（感染性）
可能性は低いです．

Endocrine（内分泌性）
糖尿病性ケトアシドーシスや高浸透圧性非ケトアシドーシス，それから甲状腺機能亢進症などでしょうか．TSH，free T4を調べておく必要がありますね．副腎皮質機能低下症を頭に入れておく必要があります．

Degenerative（脱髄性）
可能性は低いです．

Inflammatory（connective tissue disease）（膠原病性）
例えば，Wegener肉芽腫症がありますが，可能性は低いですね．念のためANCAのチェックは

しておきましょう．

Neoplastic（悪性疾患）

ヘビースモーカーですので，肺がんの可能性があります．心臓の裏に隠れたがんを胸部X線で見逃すことがあります．近医受診の際，胸部X線が正常であったことから，そのポイントを抑えたうえで，これだけの急性経過から考えても可能性はあまり高くないでしょう．

Hematovascular（血液・血管性）

悪性リンパ腫がありますが，夜間発汗やリンパ節腫脹，脾腫などはありません．ときどきリンパ節腫脹のない悪性リンパ腫もあります（血管内悪性リンパ腫）．あとは肺塞栓症，低酸素血症，頻脈から考えておきましょう．それから喫煙に関連して無症候性心筋梗塞も鑑別にあげておきましょう．心電図，バイオマーカーチェック，それに心エコーの予定を立てたいです．

Immune/idiopathic/iatrogenic（免疫性/本態性/医原性）

可能性は低いです．

Metabolic（代謝性）

まず血糖を調べる必要がありますね．アルコール多飲者でもありますから，肝機能障害も意識障害をきたします．あるいはビタミン欠乏が原因かもしれません．また，腎不全もありますね．電解質を調べておきましょう．

> **Dr. 井上のココ大事!!**
> どこの教科書でも書いてありますが，❶ブドウ糖，❷ナロキソン，❸ビタミンB1のカクテル注射は意識障害の患者さんに最初に投与すべき，とありますね．

Granulomatous（肉芽腫性）

可能性は低いですね．

ではベッドサイドへ行ってみましょう．

ベッドサイドにて

> **Dr. 井上のココ大事!!**
> いつもブランチ先生は，最初にベッドサイドの点滴，酸素，Tube feedingの内容を確認します．診断名がわからなくても，そこから担当している医師の意図を把握することができ，それに対する効果まで類推し，今後の方針を立てるのに役立ちます．当直で，知らない患者さんを診察する場合，このような方法を覚えておくとよいでしょう．

患者さんは抑制帯を施された状態で仰向けに寝ています．気管切開されていますが，ベンチレー

ターは不要，低用量の酸素が投与されています．それとPEGも挿入されています．意識はありますが，左側を見ていて，こちらからの質問に対する反応は弱いです．心拍数は130回/分，呼吸数は34回/分ですね．ちょっと熱があります．

左手指の爪床に梗塞の痕があります．

胸部には抑制帯があるので聴診はできません．

右半身は麻痺しています．右上肢は弛緩しています．筋緊張ははっきりしません．左上肢の筋の緊張は保たれています．握ることもできます．右上下肢の腱反射は亢進しています．あとは右くるぶし反射はありませんが，それ以外は正常ですね．左くるぶしは抑制帯があるので診察はできません．くり返し言いますが，みなさんは診察の際には，必ず抑制帯ははずすようにしてくださいね．Babinski反射は左は陰性で，右は反応しませんね．Hoffmanは両上肢ともみられます．口すぼみ反射もありますね．

瞳孔反射は正常で左右差はありませんが，左側に注意がいっているようで，右側失認があるようです．目を完全に閉じることができ，明らかな顔面神経麻痺はないようです．

再び鑑別診断を考えよう

さて以上をまとめますが，肺炎，髄膜炎，心内膜炎など感染症を見逃すことはできないですね．しかしながら，入院期間中に重篤な高次機能障害が起こったようです．1つの可能性は肺炎による敗血症，もしくは感染性心内膜炎による塞栓が起こったと考えます．その他の可能性は，いろいろあって，脳梗塞や低酸素脳症，脳出血，代謝性変化(低ナトリウムなど)などが考えられます．ここまでの暫定的診断は，①敗血症(肺炎，心内膜炎，髄膜炎の除外を)，②右片麻痺(脳梗塞，感染症，脳腫瘍の除外を)です．

> **疑われる診断名**
> ❶ **敗血症**：肺炎，心内膜炎，髄膜炎 or 脳炎の除外診断が必要．
> ❷ **右片麻痺**：脳梗塞，脳出血，脳炎，悪性疾患を疑う．

入院時の胸部X線では，肺炎がみられません．この解釈としては肺炎はなく，例えば感冒から気管支炎を併発していたことと，肺炎があっても脱水傾向が強いためX線では十分な陰影を呈すことができなかったという考えかたもあります．後者の場合は補液後に陰影が顕在化してきます．ただ外来でも丁寧に背中も診察すれば(声音振とうやcrackleの聴取)，肺炎を示唆する所見が得られるかもしれません．それと左第1弓が張っていますね？これは悪性疾患が，やはり先ほど言いましたように，心血管陰影に隠れているかもしれません．胸部CT検査はしておいた方がいいでしょう．

表9-1を見てみると，抗菌薬投薬とともにカテコラミンの減量がみられ，治療が奏功していることがわかります．Culture studyはいずれもnegative studyですが，これは前医の抗菌薬投薬による影響と考えられます．治療が奏功し鎮静薬を投与しましたが，不幸にも意識レベルは完全には戻っていません．頭部CTからは脳出血がみられます．

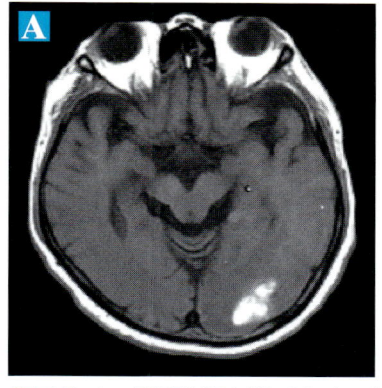

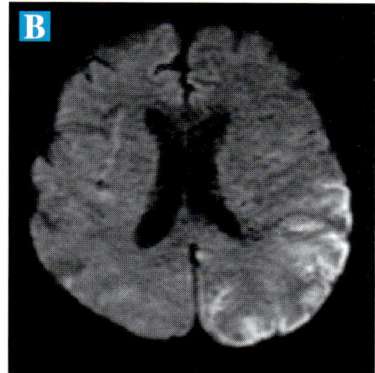

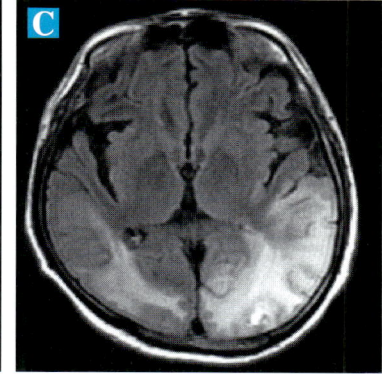

●図9-1　頭部MRI（第22病日）
A. T1強調画像
B. Diffusion画像
C. FLAIR画像

> **Dr.井上のココ大事!!**
> 表9-1は私が研修医の頃，青木眞先生からいただいたフローチャートをもとにしたものです．経過をよく把握することができます．他科から青木先生にコンサルトがあった場合，私が事前にこのチャートに記入して，先生と一緒に回診させていただいておりました．

- 以上から敗血症により脳血管に真菌性動脈瘤（mycotic aneurysm）が形成され，破裂したことによる脳出血と考えられますね．
- 第22病日頭部MRIを施行したところ，T1強調像，diffusion画像からは多発皮質下出血がみられます（図9-1）．また，両側大脳半球の背側優位に広範な信号異常が観察されました．

確定診断

敗血症，脳出血（mycotic aneurysm）に伴う意識障害

その後

リハビリの結果，補助歩行まで可能になりました．しかし，胸部CT検査で見つかった縦隔腫瘍のため，4カ月後にお亡くなりになっておられます．病理解剖の結果，絨毛癌でした．脳出血との因果関係は特に見あたりませんでした．

名医はJ.Branch，感染症のフォーカスはJ.BURANCH is

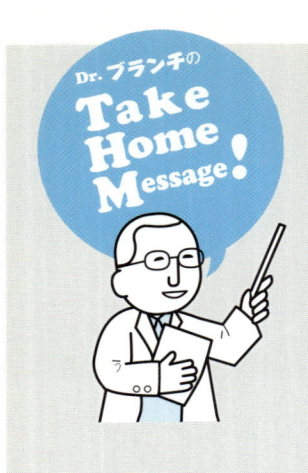

Dr. ブランチの Take Home Message!

入院前に投与された抗菌薬に関してですが，異なる病院からいずれもニューキノロンが投薬されています．レボフロキサシンとガレノキサシンですが，後者は欧米ではあまり知られていません．レボフロキサシンの用量は日本国内では500 mgで認可されておりますが，やはり欧米では1,000 mgほど必要になるときがあります．体重に応じて用量を検討しないといけません．キノロンは濃度依存性で効果を期待できますが，副作用も同様ですので，注意が肝要です．あと日本のキノロン使用は飛びぬけて多く，耐性菌の報告は圧倒的に日本からの報告が多いことも覚えておいてください[2]．

また，本ケースではNSAIDもあわせて処方されていますが，NSAIDとの併用は中枢神経系の副作用を惹起させます．ただ，動物実験でイブプロフェンとの相互作用の報告がありますが，同剤では痙攣を起こしやすくする，とは少なくともいえないようです[3]ので，クラスによって異なるということを理解しておきましょう．

さらにアミノフィリンとの併用でも中枢神経障害の報告があります[4]．レスピラトリーキノロンと最近は言いますが，喘息，COPD患者さんに投薬するときは上記相互作用を十分留意して使用すべきですね．

それからキノロンは結核にも効果がみられるからといって乱用すると広範囲に微生物に影響を与えるため，培養検査などの意味をなくさせてしまい，非常に危険です．

本ケースはさまざまな臓器に注意を払う必要があり，バイタルサインの異常の有無の観察や，所見を得ることが困難でないと思われたことにまで，本当にそうかと十分考慮する必要があります．両側下肺野の陰影は二次的に心原性，もしくは中枢神経系の感染症に伴う変化とも考えられます．

文献

1) Levy, M., Fink, M., Marshall, J., et al. : 2001 SCCM/ESICM/ACCP/ATS/SIS International Sepsis Definitions Conference. Intensive Care Medicine, 29 : 530-538, 2003

2) Kawamura-Sato, K., Hasegawa, T., Torii, K., Ito, H. & Ohta, M. : Prevalence of Ile-460-Val/ParE substitution in clinical Streptococcus pneumoniae isolates that were less susceptible to fluoroquinolones, 2005. Curr Microbiol, 51(1) : 27-30, 2005

3) Murayama, S., Hara, Y., Ally, A., Suzuki, T. & Tamagawa, M. : Central stimulating effect of the combination of the new quinolone group of antimicrobials and non-steroidal anti-inflammatory drugs in mice. Nippon Yakurigaku Zasshi, 99(1) : 13-18, 1992

4) Segev, S., Rehavi, M. & Rubinstein, E. : Quinolones, theophylline, and diclofenac interactions with the gamma-aminobutyric acid receptor. Antimicrob Agents Chemother, 32(11) : 1624-1626, 1988

CASE 9

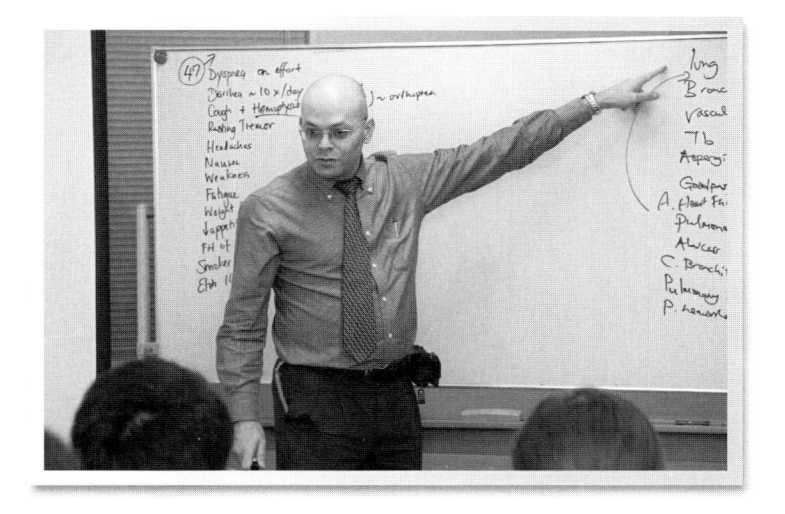

表9-1 治療経過フローチャート

	day1	day2	day3	day4	day5	day6	day7	day8	day9	day10	day11	day12	day13	day14	day15	day16	day17	day18	day19	day20	day21	day22	day23	day24	day25	day26	day27	day28	day29	day30	day31
			CPFX 400mg q24h			CTRX 2g q12h										VCM 1g q24h			TAZ/PIPC 2.25g q6h												
																trash	15	18													
			NAd 0.1γ	NAd 0.06γ	NAd 0.03γ	NAd 0.02γ							diltiazem 2γ	diltiazem 2γ																	
												diltiazem 6γ	diltiazem 4γ																		
			fentanyl 0.02mg/h	fentanyl 0.05mg/h	fentanyl 0.02mg/h				fentanyl 0.05mg/h	fentanyl 0.02mg/h						RCC 2U		G-CSF 150μg	G-CSF 150μg		RCC 2U										
			midazolam 2mg/h	midazolam 2mg/h	midazolam 5mg/h	midazolam 3mg/h							RCC 4U			diclofenac 50mg	diclofenac 50mg			diclofenac 25mg											
													diclofenac 50mg	diclofenac 50mg																	

	day1	day2	day3	day4	day5	day6	day7	day8	day9	day10	day11	day12	day13	day14	day15	day16	day17	day18	day19	day20	day21	day22	day23	day24	day25	day26	day27	day28	day29	day30	day31
Cons.																															
JCS	2	300	300	300	300	300	30	30	30	30	30	30	30	30	30	30	30	30	30	30	30	30	30	30	30	30	10	10	10	10	10

	day1	day2	day3	day4	day5	day6	day7	day8	day9	day10	day11	day12	day13	day14	day15	day16	day17	day18	day19	day20	day21	day22	day23	day24	day25	day26	day27	day28	day29	day30	day31
WBC	3400	6300	5900	6700	9300	10800	8500	9700	10000	11300	12400	8700	4900	4900	7600	9500	3000	1500	3200	4100	5900	7700	8100	7600	8000	9900					
stab				17	15	9	9	5.5	3	4	3	11	6.5	8	12.5	10.5	2	1	1.5	12	16	1.5	5	1.5	2						
seg				70	63	83	77	78	83	86	87.5	69	84.5	74.5	5.5	34.5	25	2	7	8	44	74	72	77.5	73						
eosino				0	1	0	1	0.5	0	2	0	2	1	1	2	1	6	1	3.5	9	3	2.5	1.5	2.5	1						
Hb	17.2	13.9	12.5	12.6	12.1	12.1	10.3	9.4	9.5	10.2	10.2	8.5	7.1	6	7.8	6.8	7.8	7.2	7	6.8	7.1	7.7	7.6	7.9	8.2						
Hct	47.2	39.9	36.1	36.9	34.7	36.9	32.9	29.3	30	31.3	33.1	26.9	21.5	18.5	23.2	21.5	23.8	22.3	22.3	21.6	22.8	25.5	25.2	25.1	27.1						
Alb	3.3		2.4	2.6	2.6	2.6	2.4	2.4	2.3	2.2	2.3	2.2		2.1	2.2	2.1	2.1	2	1.9		2										
AST	297	188	169	236	132	67	40	57	69	55	83	100	159	294	314	160	100	49	48	57	67	56	64	62	57	46	44	43			
ALT	118	77	68	111	89	67	48	47	51	44	59	71	133	226	271	200	154	101	85	88	109	105	102	101	94	74	70	58			
LDH	1900	1250	1193	1242	940	809	638	674	678	700	808	770	732	976	1524	1006	772	554	532	540	538	542	557	576	542	471	499	542			
CK	2278	1779	2124	1798	1205	733	525	651	1122	721	1122	1147	1001	721	689	753		115				131	224	219	136	97	122	132			

BUN	81	62	58	56	57	64	70	75	76	74	70	79	86	101	105	95	97	102	100	90	77	65	52	40	34	30	28	25		
Cre	5.34	3.05	2.77	2.75	3.02	3.36	3.46	3.29	2.82	2.14	2.14	2.56	1.87	2.26	2.22	1.79	1.85	2.14	2.27	2.18	2.04	1.81	1.46	1.23	1.1	1.07	1.02	1.03		
Na	134	140	142	145	148	151	155	159	161	161	158	149	150	151	153	153	153	152	152	157	158	161	159	156	149	147	143	145		
K	3.7	3.8	3.6	3.7	3.6	4.3	4.4	3.7	3.6	3.8	3.9	3.8	5	5.9	6.1	5.4	5.4	5.1	4.9	4.3	3.7	3.6	3.2	3	3.9	4.2	4.4	3.9		
Cl	96	106	109	112	114	116	118	122	124	126	120	112	114	115	115	115	114	113	113	117	117	117	117	114	112	111	105	106		
CRP	8.95		7.58	7.4	7.75	8.01	4.34	2.14	2.5		2.54	3.11	8.41	8.17	9.79	7.6	11.69	17.78	15.1	10.37	6.9	5.21	2.93	1.9	1.42		1.42	2.45		

		day1	day2	day3	day4	day5	day6	day7	day8	day9	day10	day11	day12	day13	day14	day15	day16	day17	day18	day19	day20	day21	day22	day23	day24	day25	day26	day27	day28	day29	day30	day31
CULTURE	blood	negative																														
	CSF	negative																														
	CSF	alpha-streptococcus (3+)		negative													corynebacterium sp (2+)														
	Urine	negative																														
	Lumbar																		negative													
Gram stain	CSF	GPC (+), WBC (+)				GPC (-), WBC (-)			GPC (-), WBC (+)	GPC (-), WBC (+)								GPC (+), WBC (+)			GPC (-), WBC (-)	GPC (-), WBC (-)										

Line		day1	day2	day3	day4	day5	day6	day7	day8	day9	day10	day11	day12	day13	day14	day15	day16	day17	day18	day19	day20	day21	day22	day23	day24	day25	day26	day27	day28	day29	day30	day31
	IV line	in	out																			in											
	CV line		in													out/in					out	out										
	A line		in												out/in			out/in														
	尿道カテール	in															out/in								out/in			out/in				
	NG tube		in																											out		

CPFX : ciprofloxacin RCC : Red Cell Concentrates TAZ PIPC : Tazobactam+piperacilin
CTRX : ceftriaxone NAd : Noradrenalin G-CST : Granulocyte Colony Stimulating Factor
VCM : Vancomycin

CASE 9

名医はJ.Branch, 感染症のフォーカスはJ.BURANCH is

CASE 10 common disease は common な disease と認識しないと鑑別に思い浮かばない

Common disease とは，ある程度経験を踏み，出会う回数が増えないと実感として感じないのかもしれません．出会うことで経験を培うことはとても大切ですが，でもそれを踏み台にされた患者さんはたまりません．経験のない研修医は，だからこそ common disease という言葉を強く意識しなくてはなりません．
今回のカンファレンスには，ジェラルド・スタイン先生も特別講師として参加されます．

ブランチ先生　スタイン先生　研修医　フロアにいる研修医たち

症例プレゼン＆ディスカッション!!

まずは研修医が英語でプレゼンします．

Presenting Complaints
- Fever
- Abdominal distention

History of Presenting Complaints
A 49-year-old lady was well until one month before admission when fever developed up to 39 degrees C with general fatigue. She was otherwise asymptomatic. Levofloxacin 500 mg once daily, acetaminophen 200 mg three times daily and serrapeptase (for sputum) 10 mg three times daily was prescribed for 7 days and she returned home. After several days, her fever had resolved.

🧑‍⚕️ 熱が出たからといって抗菌薬処方をすぐするようなことは，厳に慎まないといけませんね．"熱が出た"ということを"あなたその理由を考えなさい"というサインと思ってください．悪性疾患や膠原病，薬剤性などでも発熱するわけですから．感染症を原因として考える場合は，頭から足まで各臓器別に疾患名を想定するといいです．髄膜炎，脳炎，副鼻腔炎，咽頭炎…という感じでね．そしてそれらを考えるときにそれぞれどのような質問をしていきますか？　例えば髄膜炎だったら？

🧑 頭痛の有無とか….

🧑‍⚕️ そうですね．では副鼻腔炎でしたら？

🧑 やはり頭痛の有無，それに鼻水についても尋ねます．

🧑‍⚕️ そうですね．肺炎は？

🧑 排尿時痛，頻尿，腰痛でしょうか．

🧑‍⚕️ そうですね．感染症の原因を探るには各臓器，システムに着目し，その特有の症状を覚えるようにするといいでしょう．

> She had been treated for rheumatoid arthritis for three years in our hospital. Three weeks prior to admission, she visited our hospital for a regular checkup, and she was well and without any abnormal laboratory investigations.
> Ten days prior to admission, she experienced abdominal distention with night sweats and recurrent fever. She had cefcapen (3rd generation cephalosporin) 100mg three times daily prescribed but her condition did not improve. One week prior to admission, she visited our hospital and she underwent investigations.
> Chest and abdominal CT were performed that revealed ascites, lymphadenopathy in the mediastinum, a left ovarian cyst, splenomegaly and increased intensity of fat tissue around the peritoneum. Ascites was obtained for culture and cytology, in addition to blood cultures. She was represcribed Levofloxacin 500 mg once daily.

- 関節リウマチを患っておられる患者さんが腹部膨隆してきたっていうことですね．これに関して，患者さんに何を質問しますか？
- 便秘の有無とか，吐き気の有無です．
- そうですね．あとは体重の変化とかも重要な質問になります．

> She returned home and after several days, her condition had improved but she had arranged to be admitted later for further investigations on a non-urgent basis.
> Further information gathered from the review of systems revealed that two months prior to admission, she was prescribed cefcapene 100 mg three times daily because her urinalysis revealed bacteria (+/-) and her CRP was 1.04 mg/dL.
> She also complained of stiffness of flexion affecting both wrist joints.

- それにしてもこのようなプレゼンテーション形式は素晴らしいですね．経時的な変化を示した後，Review of Systems の陽性所見を述べる．非常にいいと思います．ブランチ先生の教育の賜物ですね．

Past Medical History
Appendicitis - 40 years ago
Pancreatitis - 30 years ago
Rheumatoid arthritis - 3 years ago
Diabetes mellitus - 2 years ago
Allergic rhinitis

Medications
Methotrexate（MTX）2 mg once a week
Prednisolone 3 mg twice daily
Adalimumab 40 mg s/c every 2 weeks
Loxoprofen 60 mg three times daily
Rebamipid 100 mg three times daily
Lansoprazole 15 mg twice daily
Nateglinide 30 mg three times daily

- 薬は1個1個，本やPDA，UptoDateなどなんでもいいですから，用量，用法，副作用，薬物相互作用を確認するような習慣をつけてください．そのような習慣によってきちんとした薬物

の知識がつきます．また，薬剤性疾患として鑑別もできますね．糖尿病を現在治療中ですが，ステロイド，MTX，それと抗TNF-α抗体製剤服薬と，きわめて易感染性の状態にあるということですね．

> **👆 Dr.井上のココ大事!!**
> 糖尿病やステロイドは細胞免疫性障害を起こします．青木先生は起因菌を2LMNSと覚えなさいと教えてくださいます．Legionella, Listeria, Mycoplasma, Nocardia, Salmonellaです．抗TNF-α抗体製剤アダリムマブも結核感染症を引き起こすことが知られています．

Family History
Father: Esophageal cancer, Mother: Diabetes mellitus
Social History
Occupation: Dental technician

患者さんにはどのくらい接触するんでしょう？ 結核患者がいたとか，治療した人がいるとか，そのような情報はどうでしょうか？

技工士さんなので，患者さんには全く接しないとのことでした．

Smoking: None.
Alcohol; beer 350 mL, once a week.

Review of Systems
General: As above.
Head: No complaints.
Eye: Normal vision, and no other complaints.
Ears: No tinnitus or deafness.
Nose: Throat and sinuses - No discharge, sinus pain or hoarseness.
Breasts: No discharge or pain.
Cardiovascular: No previous murmur, chest pain, dyspnea on effort, intermittent claudication, Raynaud's phenomenon or syncope.
Respiratory: No cough, sputum, wheezing or hemoptysis.
Gastrointestinal: No nausea, vomiting, diarrhea, constipation, hematemesis or jaundice.
Urinary tract: No dysuria, frequency, hematuria or incontinence.

文化の問題があるのは理解しますが，欧米に比べると日本人医師の性器に対する診察が，遠慮しすぎているためか不十分であることをしばしば感じます．しかし本ケースに限っては，どうしても詳細に診察する必要があります．生理の不順はないか？ 不正性器出血や性交時の痛みはどうか？ 性感染症の既往はあったか？ ナースに付き添っていただくなどの十分な配慮をして問診する必要があります．

Joints: As above

関節症状はずいぶん落ち着いているんですね．

🙂 はい，薬物が奏功しております．

> **Neurological:** No syncope, diplopia, tremor, ataxia or numbness.
> **Muscles:** No muscle pain or weakness.
> **Endocrine:** No heat or cold intolerance. No excessive thirst, polydipsia or polyuria
> **Psychiatric:** No depression or memory loss.
>
> ## Physical Examination
> Consciousness: Alert
> Body Temperature: 36.9 degrees C
> Blood Pressure: 112/60 mmHg
> Pulse Rate: 66 beats per minute and regular
> Respiratory Rate: 17 breaths per minute
>
> ### HEENT
> Head: Normocephalic and atraumatic. No sinus pain on palpation or percussion.
> Eyes: No conjunctival pallor and non-icteric
> Ears & Nose: NAD*
> Throat: NAD
>
> **Neck:** No goitre, bruit or lymphadenopathy.
> **Breast:** No mass, and no abnormal secretion
> **Cardiovascular:** Warm and well perfused. Normal skin turgor, wet mucous membranes and sweat in the axilla. Jugular venous pressure was not elevated at 45 degrees reclining position. No precordial heaves or thrills. Cardiac percussion revealed a normal size heart. Heart sounds 1 and 2 present and normal. No S3, S4, murmurs, gallops or rubs. No clinical evidence of deep vein thrombosis and no leg edema. Peripheral pulses present.
>
> *NAD = Nothing abnormal detected

🙂 身体所見からは肝脾腫大はみられなかったのですか？

🙂 はい，よくわかりませんでした．

🙂 Shifting dullnessによって腹水の有無を判断することができます．患者さんに仰臥位または半側臥位になってもらい，打診音が変化する部位をマークします．側臥位に移行してもらいながら，打診音が変化する部位（濁音界）をマークし比較するんです．脾臓は触知することが難しいですが，Traubeの三角（第6肋骨と肋骨弓，前腋窩線で囲まれた範囲）で確認することができます．深吸気で濁音に変わってくれば脾腫があるといってもいいかもしれません．

> **Cranial Nerve Examination:**
> Pupils 6/6 mm and light reflexes prompt. Cranial nerves II to XII were grossly intact.
> **Peripheral Nervous System Examination:**
> Tone: Normal throughout.
> Power: Biceps, triceps, quadriceps and biceps had MMT of 5/5 bilaterally.
> Reflexes: All reflexes ++ (normal) throughout.
> Sensation: Vibration sense was normal.

CASE 10

🙂 きちんと身体所見はとれていますね．1年目レジデントはチェックリストを作って，見ながら診

察を行うといいです．5回，10回，20回とくり返していくにつれ，しっかりと暗記され，もれなく診察ができるようになります．

鑑別診断を考えよう

意識障害に対してCAT DIED IN HIM Gを考えてみましょう．

Congenital（先天性）
可能性はありません．

Acquired（後天性）
こちらになりますね．

Traumatic（外傷性）
現病歴にはそれを示唆する内容はありませんね．

Drugs（薬剤性）
MTXによる肺線維症，肝機能障害があげられます．

Infection（感染性）
MTX，プレドニン，アダリムマブが免疫抑制を起こし感染症を引き起こします．なかでも結核の可能性が高いです．

Endocrine（内分泌性）
甲状腺機能亢進症から心不全を起こして腹水を起こすかもしれません．

Degenerative（脱髄性）
可能性はありません．

Inflammatory（connective tissue disease）（膠原病性）
可能性は低いです．例えば関節リウマチがありますがね．SLE（systemic lupus erythematosus, 全身性エリテマトーデス）による腹膜炎というストーリーもありますが，可能性は低いです．

Neoplastic（悪性疾患）
決して見逃してはいけない項目です．いろんな種類の可能性がありますね．大腸，卵巣，膵臓や子宮がんなどがありますね．肝細胞がんも腹水の原因になります．

Hematovascular（血液・血管性）
悪性リンパ腫や心不全などがありますね．

Immune/idiopathic/iatrogenic（免疫性/本態性/医原性）
😀 可能性は低いです．

Metabolic（代謝性）
😀 アルコール性肝硬変があります．

Granulomatous（肉芽腫性）
😀 結核は大いに可能性を考えますが，サルコイドーシスの可能性は低いです．

😀 追加するとしたら，悪性リウマチをあげておきます．発熱，末梢神経障害と重症関節症状を呈する病態です．本ケースにはあてはまらないですが，それにしてもこのブランチ先生の診断リストはいいですね．このように頭文字で覚えると忘れにくいですね．でも CAT DIED IN HIM G って変な英語！（笑）

😀 神経学的所見は7つのポイントで診るといいです．

> ❶ 意識レベル：GCS で評価
> ❷ 中枢神経系：12 脳神経系
> ❸ 筋力：MMT
> ❹ 筋緊張
> ❺ 腱反射：Babinski も必ずやるようにしてください．とても重要です．
> ❻ 感覚：触覚，位置覚，2点識別能，温痛覚，振動覚
> ❼ 協調運動：小脳障害，歩行が可能か？つぎ足歩行などないか？

■ 血液検査

😀 では検査データを見せてください．
😀 血糖は 135 mg/dL です．ちょっとだけ高いだけですか．
😀 WBC は 3,000 とちょっと低いですね．Hgb 11.5 g/dL で正球性貧血です．慢性疾患による変化と考えます．血小板は 17 万ですか．でも軽い汎血球減少状態とも考えると粟粒結核の可能性もありますね．もしくは MTX による骨髄抑制の可能性もありますね．葉酸は投与されているのですか？
😀 いいえ．
😀 葉酸は血球異常を抑制します．必ず投与するものです．
😀 次に腹水のデータです．LDH，TP は高値を示しています．
😀 滲出性ですね．肝硬変，心不全，ネフローゼはまずありませんね．感染性か悪性疾患などを考えます．

■ 培養

😀 培養はレボフロキサシンが投与されていたためか，陰性でした．結核も PCR を含めて陰性でした．でもクオンティフェロンは陽性でした．
😀 クオンティフェロンの陽性は潜行性感染か，現行の感染か，区別はできません．

ツベルクリン反応

- ツベルクリン反応はどうでしたか？
- 陽性でした．
- どのように判断して陽性と考えます？
- 紅斑の中心に膨隆したところの径を測定しました．10 mmでした．

生検

- 腹腔鏡下腹膜生検をすべきですね．肉芽腫を確認してそこから生検してください．ほかには骨髄生検もいいでしょう．リンパ節腫脹があれば，そこから生検としてもいいでしょう．
- 悪性疾患の検索はどうすべきでしょうか？
- 腹腔鏡下腹膜生検で解決しますね．ただもちろん念頭においておく必要があります．見逃してはならない疾患ですから．
- 性交で腹膜へ結核感染するものですか？
- はい，もちろんします．可能性として肺に先行感染していて，MTXやプレドニンなどで免疫力が低下し，血流もしくはリンパ行性に感染を起こすこともあるでしょう．

画像検査

- 胸部X線を見せてください．
- 少し汚いですねえ．特に肺尖部が．間質にはMTXによる変化はないようにみえます．胸部CT（図10-1）では…肺尖部に少なくとも陳旧性変化が確認されますね．これだけで結核とは言いきれませんが，きわめて可能性が高いですね．肺底部には間質性変化はありません．この胸部CTは造影していないので，リンパ節腫脹ははっきりしませんが，おそらく縦隔リンパ節腫脹がありそうですね．腹部CT（図10-2）から脾腫もありそうですね．

経過

- 入院後経過ですが，残念ながら確定診断に至りませんでしたが，状態も安定していたため，約2週間でいったん退院となりました．しかし，1週間後，イレウスを発症し外科に緊急入院となりました．現在イレウス管で減圧しております．
- 今回の入院で腹腔鏡下生検を行ってください．抗結核剤はただちに開始した方がいいでしょう．生命にかかわる感染症ですから．
- 悪性リンパ腫などの除外を先に行う必要はありませんか？
- 免疫抑制薬，糖尿病がある状態で，滲出性腹水，リンパ節腫脹があり，ツ反で硬結10 mmのサイズ，陽性を示しています．万が一，悪性リンパ腫など悪性疾患があってもただちに抗結核剤を開始し，それからそのような悪性疾患の除外をしてください．
- 手首の関節痛がありますが，結核性によるものと考える必要がありますか？脊椎性カリエスとかあると思うのですが．
- 脊椎カリエスは主に胸腰椎に発生しますね．ただ，過去に日本で関節滑膜の結核を経験したことがありますが，大変稀ですね．
- 私は医学部5年生なのですが，だいたいの流れはわかりました．ただ，基本的な質問になると思うのですが，なぜ悪性疾患ではなく結核性腹膜炎の可能性が高いと言いきれるのですか？

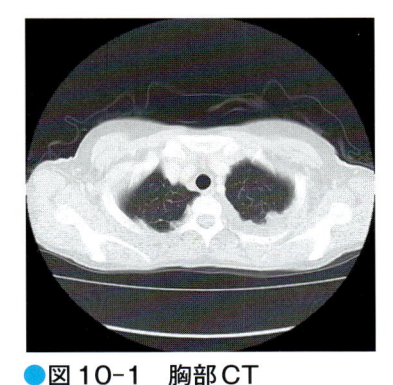

● 図10-1　胸部CT
肺尖部に陳旧性炎症性変化が確認される

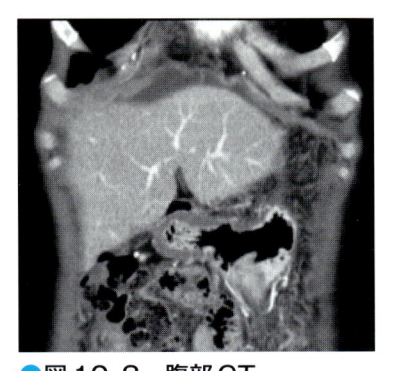

● 図10-2　腹部CT
腹腔内のびまん性のCT値の増加が炎症性変化を疑わせる

上記に示した内容に加え，さらに特徴的な所見としては，悪性疾患でしたらレボフロキサシン投薬で症状の改善はみられませんね．これは結核にも作用しうる抗菌薬なのです．

最終診断

腹膜結核疑い．腹腔内悪性腫瘍の除外も必要．

後日

その後，胸水から結核菌が検出されました．

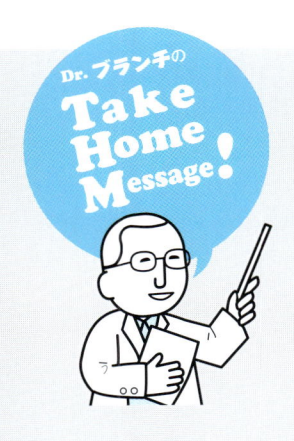

Dr. ブランチの Take Home Message!

❶ 感染症として矛盾ない所見があり，それが亜急性から慢性に経過している場合は，必ず結核を鑑別診断におかねばなりません．結核は日本では非常に多く，アメリカに比べると4倍の発症率であることを強く念頭においてください．

❷ 結核性腹膜炎のほとんどのケースでは，血行性によって引き起こされます．肺に感染し，そこから血行性に広がっていきます．HIVなどの免疫不全や免疫抑制剤投与によって潜行性結核症は発症します．

❸ あまり一般的ではありませんが，本文でも述べたように性器から感染することもあります．女性であれば性器の内診は必要になります．子宮内膜から卵管にまで感染は広がります．骨盤内腫瘍や不妊，不正性器出血や骨盤痛などの所見がある場合，それが結核によるものではないかと考慮するといいでしょう．

❹ ツベルクリン反応検査は常に疑いのある患者さんに施行すべき重要な検査です．結核性腹膜炎では約70％が陽性になると言われています．たとえBCG接種がなされていても，接種後10年以上経過していれば，ツベルクリン反応検査判定に影響を与えないとされています．そのため陽性所見であれば，積極的に結核症の精査を勧め，また免疫抑制をもたらす病態がないか，例えば，HIV感染症の有無なども調べる必要があ

common diseaseはcommonなdiseaseと認識しないと鑑別に思い浮かばない

ります．粟粒結核はアネルギーと言われますが，ツベルクリン反応検査は陰性になることはよく知られています．そのため陰性所見だからといって結核を除外することはできません．

❺クオンティフェロンに関しては，マクギル大学ウェブサイト[8]によく記載されておりますので参照してください．本ケースでは，糖尿病があり，ステロイドや抗TNF抗体製剤といった免疫抑制剤の服薬，そしてツベルクリン反応検査で硬結を伴う10 mm以上の紅斑を呈することから結核症と診断します．

❻腹水のある症例では常に胸部X線検査を施行してください．結核以外にも心不全や悪性疾患を同定できるかもしれません．結核性腹膜炎では胸部X線検査で約1/3の症例に肺結核を認めます．

❼レボフロキサシンは結核菌に少し効果があるので，本ケースのように一時的に改善をもたらします．しかし，発熱患者さんにルーチンに抗菌薬を投薬することは厳に慎むべきです．特にニューキノロン系抗菌薬は広範囲にカバーするため診断しにくくする恐れがあります．必ず投薬する前に培養検査やPCR用の検体を採取すべきです．

❽腹水中のADAは結核性腹膜炎を示唆する補助的検査としての意味合いはあります．リンパ球優位，TP/3.0 g/dL以上，血清アルブミン値との比が1.1以下の場合は結核性腹膜炎の可能性を考えます．

❾結核性腹膜炎の治療は基本的には肺結核と同じです．未治療ですと予後はきわめて悪くイレウスなど発症し，6週間以内に50％は死亡します．

結核性腹膜炎の原因と検査の覚えかた　TUB.ASCITES

Thoracic：胸部
Urogenital：泌尿器系
Blood：血行性
ADA
SAAG gradient＜1.1：血清/腹水アルブミン値＜1.1
Chest X-ray & Chain Reaction（PCR）：胸部X線とPCR検査
Interferon（Quantiferon）：クオンティフェロン
Tissue - consider laparoscopy：組織診，腹腔鏡下生検
Exudative（protein＞3 g/dL）/ lymphocytes predominate：滲出性，タンパク3 g/dL以上でリンパ球優位
Skin test（PPD）：ツベルクリン反応検査

文献

1) Jeon, C. Y., Calver, A. D., Victor, T. C., Warren, R. M., Shin, S. S. & Murray, M. B. : Use of fluoroquinolone antibiotics leads to tuberculosis treatment delay in a South African gold mining community. Int J Tuberc Lung Dis, 15(1): 77-83, 2011
2) Tang, L. C., Cho, H. K. & Wong T. V. C. : Atypical presentation of female genital tract tuberculosis. Eur J Obstet Gynecol Reprod Biol, 17(5): 355-363, 1984
3) Byrnes, V. & Chopra, S. : Tuberculous peritonitis. Last Revision 23 Sept 2010, UpToDate 18.3
4) Chahed, J., Mekki, M., Mansour, A., et al. : Contribution of laparoscopy in the abdominal tuberculosis diagnosis: retrospective study of about 11 cases. Pediatr Surg Int, 26(4): 413-418, 2010
5) Pai, M. & Menzies, R. : Diagnosis of latent tuberculosis infection in adults. Last topic update 1st Feb 2010, UpToDate 18.3
6) Mandic, D., Curcic, R., Radosavljevic, G., et al. : Recommendations for tuberculosis screening before and during treatment with tumour necrosis factor inhibitors. Srp Arh Celok Lek, 137(3-4): 211-216, 2009
7) Aguado, J. M., Pons, F., Casafont, F., San, M. G. & Valle, R. : Tuberculous peritonitis: a study comparing cirrhotic and noncirrhotic patients. J Clin Gastroenterol, 12(5): 550-554, 1990
8) Farhat, M., Greenaway, C., Menzies, D., Pai, M., et al. : The Online TST/QFT Interpreter Version 2.0., McGill University, Canada
http://www.tstin3d.com/index.html

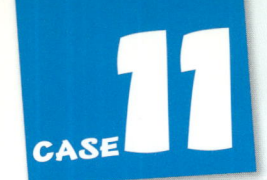

CASE 11 完全なる便秘の謎に挑む

鑑別診断に多くの疾患名をあげるトレーニングを本書では意識して展開していますが，同時に，①Most likelyと②Must not misdiagnosisという2つの軸を意識して行うことが肝要です．本ケースにおけるMost likelyとMust notはそれぞれ何か，想像しながら読み解いてみましょう．

ブランチ先生　　研修医

症例プレゼン&ディスカッション!!

まずは研修医が英語でプレゼンします．

Presenting Complaints
- Abdominal pain
- Appetite loss

History of Presenting Complaints
A 41-year-old man was admitted to the hospital because of abdominal pain which had begun nine days earlier. He also had new onset intermittent constipation with stool production every two days.
Two days prior to admission, he had curry for supper at 9:30 pm. He went to bed around midnight, but felt abdominal pain which was localized to the lower abdominal area and which radiated to his right groin region when he walked. When he bent backward, or was walking or lying on his left side, the pain worsened, but it improved when he stooped forwards.

🔵 放散痛は大腿部のどの箇所ですか？
🔵 大腿部の前面あたりです．
🔵 神経支配領域を意識して問診するといいでしょう．原因部位を同定できます．

> **Dr.井上のココ大事!!**
> 例えば椎間板ヘルニアがL3-4にあれば大腿前面より下腿内側に，L5-S1であれば殿部と大腿後面より足外側の知覚異常となります．

He described the pain as a constant pressure which when severe, caused him to develop cold sweats and which was unrelated to food intake. It was not associated with nausea. He denied drenching night sweats.

> He could not sleep at all, but nevertheless worked the next day. He took medicine for constipation (Lactomin), but his symptoms did not improve. On the admission day, he visited the ER at 3:30 pm driving by himself.
> On examination, his body temperature was 36.4 °C, blood pressure 119/63 mmHg, and pulse rate was 86 beats per minute. The mid abdomen was soft but tender. There was no rebound or guarding. He was prescribed scopolamine 20 mg and Levofloxacin 500 mg and he returned back home.

👨 どうしてスコポラミンを投与したのでしょう？
🧑 痛いと言ったので….
👨 また，根拠のない抗菌薬投薬は，厳に慎まないといけません．

> The reason for the antibiotic prescription was unknown. The abdominal pain slightly improved and was rated as 3/10 on the visual analogue pain scale.
> However, after he ate a piece of bread at 7:30 am, and took levofloxacin and magnesium oxide, he went to bed but could not sleep because of recrudescent abdominal pain which was rated as 7/10, so he returned to our hospital by car.

👆 Dr.井上のココ大事!!
ニューキノロンのスペクトラムはきわめて広範囲であること，金属製剤と一緒に服用するとキレートされてしまうため服薬には時間差をつける必要があること，などを再確認しておいてください（**case9** 参照）．

> On direct questioning, his last defecation was three days prior to admission and since then he had passed no flatus per rectum. His last stool was small in amount, hard but normal colour.

👨 最終排便の質問の意図は何でしょう？
🧑 イレウスの可能性の確認です．
👨 そうですね．三日前が最終排便で実際に直腸診で便を触れない場合はその可能性が高くなります．

> He denied any hematochezia. He also denied any testicular pain or swelling.
> He admitted to appetite loss but noticed no weight loss, no increased size in his trousers or belt size.
>
> **Past Medical History**
> None.
>
> **Family History**
> Father: Stroke.
> Mother and sister: Chronic lymphocytic leukemia (CLL); mother deceased.

👨 ご出身はどちらでしょう？
🧑 長野県です．北九州方面ではありません．

Social History

He is an office worker and currently lives alone. He had no recent sexual intercourse.
Smoking : 15-20 cigarettes/day for over 20 years.
Alcohol : Occasional.
Born in Shizuoka and no exposure to radioactive sources.

Travel History

None.

Review of Systems

General: No chills.
HEENT: No headache, rhinorrhea, hoarseness or cough.
Cardiovascular: No palpitations.
Respiratory: No sputum or hemoptysis. No tuberculosis contact or previous exposure.
Gastrointestinal: No constipation, melena, dysphagia, anorexia or abdominal pain.
Genitourinary: No dysuria.
Neurological: No numbness, tingling, dizziness or tremor.
Psychiatric: No depression or insomnia.
Musculoskeletal: No back pain or neck pain.
Endocrine: No heat or cold intolerance, polydipsia or polyphagia.
Dermatological: Not asked.
Hematological: No bleeding tendency.

Physical examination

Vital signs:
  Heart rate: 95 beats per minute
  Blood pressure: 144/82 mmHg
  Body temperature: 36.6 degrees C
  Respiratory rate: 17-18 breaths per minute
  Mental status: Alert
General characteristics : 170 cm and 69 kg; BMI 23.8
HEENT:
  Head: Normocephalic and atraumatic.
  Eyes: No conjunctival pallor and non-icteric.
  Ears: No swelling or discharge.
  Nose: No discharge.
  Throat: No erythema.
Neck: Supple and no goitre.
Cardiovascular: Heart sounds: Normal 1st and 2nd heart sounds. No 3rd or 4th sounds. He had an isolated soft, Levine I/VI ejection systolic murmur in the aortic area (2nd intercostal space at right parasternal edge) which increased on expiration but without radiation to the carotid arteries. No leg edema. No cyanosis.
Respiratory: No central cyanosis. Short trachea. Percussion resonant throughout. Air entry normal bilaterally. Normal vesicular breath sounds. No wheeze, crackles, rhonchi or rubs.
Abdomen and Pelvis: The abdomen was non-distended and soft, with hypoactive bowel sounds. He had mild tenderness in the right lower quadrant, with rebound tenderness, but no guarding. McBurney's and Rovsing's sign were positive.

> **Dr. 井上のココ大事!!**
> Rovsing徴候とは左下腹部の圧迫で右下腹部に疼痛が生じる現象です．腸管内のガスの回盲部への移動によって起きます．陽性尤度比(Positive Likelihood ratio)は8.0と診断価値は高いです．

No hepatosplenomegaly. No abdominal aortic aneurysm identified. No costovertebral angle tenderness. No hernial orifices. Vague mid-abdominal mass identified.
Rectal exam: No stool was present but anal tone was normal.

3日前が最終排便でしたが，直腸診では便を触れない．これはよくないサインですね．ガスはどうでしたか？

なかったようです．

完全なる便秘ですね．

Psoas sign was not tested. Testicular examination was not performed.

Lymphatics:
Right cervical area: Multiple lymph nodes; 2 cm x 2 cm, smooth and mobile, and non-tender.
Left inguinal area: Multiple lymph nodes; 2 cm x 2 cm, mobile, slightly craggy and non-tender.
Left axillary area: Multiple lymph nodes, 1 cm x 1 cm, mobile, smooth and non-tender.

Dermatologic:
No eruption or erythema.

Cranial Nerves:
Ⅱ: Intact. Pupils equal, round and reactive to light.
Ⅲ, Ⅳ, Ⅵ: Intact
Ⅴ: Sensation intact.
Ⅶ: Movement intact and symmetrical.
Ⅷ: Able to hear fingers rubbing bilaterally.
Ⅸ & Ⅹ: Palate elevates symmetrically; uvula in the midline.
Ⅺ: Normal neck lateral rotation and shoulder elevation.
Ⅻ: Tongue protrusion in the midline. No dysarthria.

Peripheral Nervous System:
Power: Upper and lower limb MMT 5/5 bilaterally.
Reflexes: Normal throughout.
Coordination: Normal throughout.
Sensory: Intact.
Straight leg raising test was normal bilaterally.

ではベッドサイドに行ってみましょう．

鑑別診断を考えよう

🧑 食器の中身がないので食事をとれているようですね．いい傾向です．まず手から診てみましょう．

[以下，上記所見とほぼ同じであった．腹部所見のみ以下に詳細をみていく．]

🧑 さて腹部所見ですが，まず腹部は平坦ですね．特に蠕動運動が目立つという感じもありません．手術痕もありません．腹部の中心に痛みを訴えられますね．Rovsing signは陰性です．よく診てみましょう．圧痛は上部，中部にみられます．特に中心部に腫瘤を触れますね．
肝臓の辺縁は右季肋部鎖骨中線下2～3 cmのところに触れます．打診でもわかりますね．
脾臓は左側部に触れます．トラウベの三角領域もやはり打診でdull（濁）です．脾腫を示唆します．スクラッチテストでもやはりそれがわかります．腹水は…shifting dullness（濁音移動）はありません．腹水はないと思われます．腸雑音も正常です．血管雑音も聴取されません．
右足を回旋させると右下腹部に強い痛みを訴えますね．左側はありません．
ではプロブレムリストを作成しましょう．

> **Problem List**
> #1. 右下腹部痛（Right lower abdominal pain）
>   a) 右鼠径部に放散する（Radiation to the right groin area）
>   b) 反跳痛を認める（Rebound tenderness）
>   c) 咳で増悪する（Coughing pain in abdomen）
>   d) McBurney徴候，Rovsing徴候（＋）〔McBurney's and Rovsing's sign（＋）〕
> #2. 食欲減退（Appetite loss）
> #3. 完全なる便秘に至る便の頻度減退（Decreased stool frequency leading to complete constipation）
> #4. 慢性リンパ性白血病の家族歴（Family history of CLL）
> #5. 喫煙者（BI 400）〔Smoker（Brinkman Index 400）〕
> #6. 気管短縮（Short trachea）
> #7. 軟らかい大動脈弁収縮期雑音（Soft aortic systolic murmur）
> #8. 明確ではない中腹部の腫瘤（Vague mid abdominal mass）
> #9. 圧痛を伴う肝脾腫（Tender hepatosplenomegaly）
> #10. 直腸診：便なし（Rectal examination - no stool）
> #11. びまん性リンパ節腫脹（Diffuse lymphadenopathy）

鑑別診断を考えよう

🧑 では鑑別診断にうつりますが，緊急性疾患の見逃しを避けるために外科的適応症例の除外から始めるのが鉄則です（MUST NOT MISDIAGNOSIS）．
増悪してくる腹部症状と便秘，それも"完全なる"に注目します．

> ❶ 部分的腸閉塞：大腸がん，腸間膜転移，悪性リンパ腫
> ❷ ヘルニア陥頓，腸重積

❸虫垂炎
　　　❹腸管軸捻転（経過が長いので可能性は低い）

👨 では内科的疾患ではどうでしょうか．CAT DIED IN HIM G を考えてみましょう．

Congenital（先天性）
👨 可能性は低いです．

Acquired（後天性）
👨 こちらの可能性でいいと思います．

Traumatic（外傷性）
👨 現病歴から可能性は低いですね．

Drugs（薬剤性）
👨 可能性は低いですね．

Infection（感染性）
👨 慢性感染症のHIV-AIDS（リンパ腫や結核，カポジ肉芽腫）はありえます．ほかのウイルス感染症は通常痛みを伴うリンパ節腫脹があるため，可能性は低いでしょう．真菌，寄生虫による感染症は，現病歴からは可能性は低いでしょう．

Endocrine（内分泌性）
👨 可能性は低いですね．純粋な内分泌性疾患では悪性疾患と異なり，まず腫瘤を形成しません．悪性疾患や副甲状腺機能亢進症に伴う高カルシウム血症は便秘の原因になりますが，のどの渇き，多尿などといった随伴症状もあるべきですが，本症例はありません．

Degenerative（脱髄性）
👨 可能性は低いですね．

Inflammatory（膠原病性）
👨 本態性後腹膜線維腫は可能性があります．しかし尿量減少といった腎障害を通常伴います．また，おそらく嘔吐や意識障害も重篤な尿毒症に伴い出現するでしょう．
二次性後腹膜線維腫は薬剤性（片頭痛の薬）や固形，ないしは血液性悪性疾患で引き起こされるときがあります．腹痛は腹腔内の動脈の虚血により引き起こされます．

Neoplastic（悪性疾患）
Hematovascular（血液・血管性）
👨 腸間膜転移した大腸がん，悪性リンパ腫などが可能性としてあげられます．本症例は喫煙者で

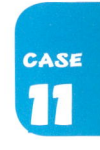

あることから腹腔内転移をもたらした肺がんの可能性もあります．男性であることから後腹膜臓器の悪性疾患，精巣原発なども考えられるでしょう．そのため性器の診察も不可欠になります．また悪性疾患の中で，扁平上皮癌，成人T細胞性白血病，悪性リンパ腫などは，低カルシウム血症様症状を呈します．

Immune/iatrogenic/idiopathic（免疫性/本態性/医原性）

可能性は少ないでしょう．

Metabolic（代謝性）

糖尿病性ケトアシドーシス，ポリフィリア，鉛中毒などがあげられますが，同じく可能性はきわめて低いですね．

Granulomatous（肉芽腫性）

サルコイドーシスがあげられますが，呼吸器症状もないので可能性は低いです．

臨床診断

以上の考察から，悪性疾患による症状が最も考えられます．原因は以下があげられます．

> ❶血液性疾患：悪性リンパ腫
> ❷固形腫瘍：大腸がん，もしくは播種性転移

他には特発性後腹膜性線維腫，それと外科的緊急性疾患の除外は最初に行うべきこととして再度申し上げておきます．

次に行うべき検査としては，以下の通りです．

> ・CBC ＜ Chemi
> ・結核関連の検査（PPD，培養）
> ・血清カルシウム
>
> ・胸部，腹部X線．その後，腹部造影CT検査（図11-1）
> ・リンパ節生検

■その後

頸部リンパ節生検の結果，下記診断がついた．

最終診断

Germinoma（胚細胞腫）

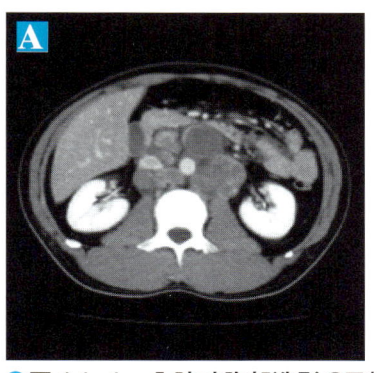

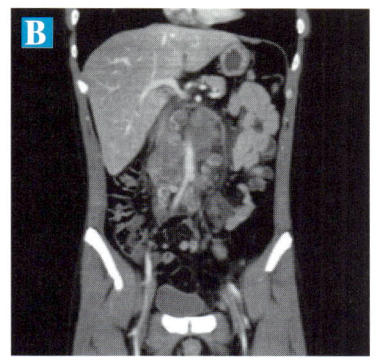

●図11-1　入院時腹部造影CT検査
A：水平断，B：冠状断．腰部大動脈周囲から骨盤内にかけて大小のリンパ節が多発している．
大きいものでは5 cmに及んでいる．造影後，内部の増強効果が乏しく不均一なパターンを呈している．

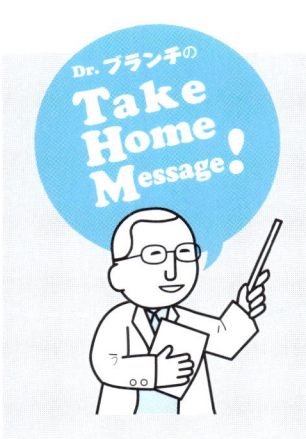

完全な便秘は重篤な疾患，例えば腸閉塞などを疑わせる所見です．多くの人はときおり便秘を起こしますが，急に排便パターンが変わった，腹痛がありガスも出ない，という場合は緊急的外科処置を必要とする場合があります．腹痛，便秘，腹満感，嘔吐（わずかでも，なくてもいい）を伴う場合は大腸，特にS状結腸の閉塞を疑います[1]．

腹腔内臓器の診察

腹腔内臓器の診察ですが，もしよく触れない場合は，打診でサイズを推測してください．もしとても痛がるような場合，もしくは不明瞭である場合はスクラッチ（ひっかき）テストが有用です．スクラッチしながら聴診器を横に当て，腹腔内臓器からの反射してくる振動の変化から推測するテクニックです．腸管のように水分を含んでいる臓器では低めの音が跳ね返ってくるのに対し，肝臓や脾臓といった充実性臓器では比較的高い音が跳ね返ってきます．本ケースでは腹部中央に固形腫瘍があるため，ちょうどその中間のように跳ね返ってくる音が聞こえました．

男性の腹腔内腫瘤

男性で腹腔内腫瘤が確認された場合，必ず精巣をチェックすることです．精巣腫瘍は後腹膜臓器に転移しやすく，精巣の診察を怠ることで，診断を遅らせたり死亡率を増加させたりする可能性があるので，よく覚えておいてください．

後腹膜腫瘍を起こしうる疾患群[2]	
・悪性リンパ腫	・非性腺胚細胞腫
・後腹膜繊維腫	・偽性膵嚢胞
・精巣腫瘍	・血腫

Non-Gonadal Germ Cell Tumours（GCTs：非性腺胚細胞腫）[3]

非性腺というためには，病理学的にGCTと診断され，精巣や卵巣にはない，という確証が必要です．GCTは通常，正中部にできます．例えば発生頻度の多い順で言うと，中縦隔，後腹膜，松果体，精巣上体など

です．呼び方ですが，男性ではセミノーマ性と非セミノーマ性，女性では未分化胚細胞腫か分化胚細胞腫に分けられます．

原因は不明ですが，Kleinfelter症候群との関連が示唆されています．精巣の診察だけでは除外診断することはできません．超音波検査が必須でしょう．ときおり原発性の精巣腫瘍が外観上，正常でありながら後腹膜に病気を認めることがあります．

前縦隔腫瘍は通常そこが原発であるか，精巣GCTが稀に転移して認めることもあります．腫瘍マーカーとしてはAFPやβ-HCGが，特に縦隔腫瘍の場合，それぞれ約85％に上昇することが知られています．治療にはシスプラチン系がよく反応することが知られています．後腹膜のGSTの方がより反応しやすいとも言われています．非セミノーマ性（特に縦隔腫瘍の場合）は肉芽腫やがんに形質転換しやすく，そうなると治療抵抗性になります．

PEARLS OF WISDOM
GCTsの特徴はGERMINOMAと覚えるといいです．

Germ cell tumor of non-gonadal origin
Etiology unknown
Retroperitoneal（頻度として2番目に多い）
Mediastinal（最も典型的）
Intracerebral（とても稀）
Normal appearing gonads（原発の性腺腫瘍は退縮しうる）
Oncotherapy BEP (Bleomycin, Etoposide and cisPlatin)（現時点での標準的レジュメ）
Marker（AFP，β-HCG）（腫瘍マーカー）
Age of onset（通常30歳台，しかし子供でも高齢者でも起こりうる）

文献
1) William, S. : Cope's Early Diagnosis of the Acute Abdomen. 21st Edition. Oxford University Press, p47, 2005
2) Yang, D. M., Jung, D. H. & Kim, H. : Retroperitoneal cystic masses: CT, clinical, and pathologic findings and literature review. Radiographics, 24(5): 1353-1365, 2004
3) Gilligan, T. D. & Kantoff, P. W. : Extragonadal germ cell tumors involving the mediastinum and retroperitoneum. UpToDate 19.1. Last review 20 August 2010

memo

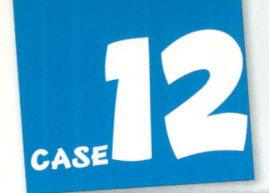

CASE 12 中高年発症の気管支喘息初発といえば…

Common disease の診断の難しさは，典型症状があるからといって，その疾患とは限らないところにあるかもしれません．喘鳴の存在は必ずしも気管支喘息の存在を意味しないという言葉は有名です．

ブランチ先生　研修医　フロアにいる研修医たち

症例プレゼン＆ディスカッション!!

まずは研修医が英語でプレゼンします．

Presenting Complaints
A 73-year-old woman was admitted to this hospital because of:
- Leg swelling
- Dysesthesia
- Leg redness
- Exertional dyspnea

Dysesthesia とはどういう意味ですか？

しびれです．

なるほど．しかしこれまでは私は今まで一度もこの言葉を聞いたことがありません．しびれは Numbness というのが一般的です．

Dr. 井上のココ大事!!
Common is common は medical term にもいえることです．語彙力がないと同じ言語でも通じません．逆に発音が少々悪くても語彙力があれば通じてしまうのが言語です．例えば，同じ日本人同士でもある特定の地域の方言を扱うご年配の方とはコミュニケーションをとるのが難しいことがありますね．医学英語で何が一般的か，そうでないかは，やはり英語のテキストブックや論文を読んでいくことでしか身につかないものです．

History of Presenting Complaints
Fifteen days before admission, the patient began to develop shortness of breath on exertion and she visited the emergency room of our hospital. She could not talk because of shortness of breath although her SpO$_2$ was 94-95% breathing ambient room air.
She was treated with beta-2 stimulant inhalation, 125 mg of aminophylline IV, and 300 mg of hydrocortisone. Her dyspnea improved but expiratory wheezes were still present.

救急室に来たときは Wheezing がありましたか？重症感は強かったですか？挿管されていまし

たか？

😀 喘鳴は聞こえていました．会話がやっとできるほどの重症感でしたが，挿管は必要ありませんでした．

😀 わかりました．治療としては継続したβ₂吸入が重要です．ガイドラインでは20分ごと1時間に3回まで行うこととあります．アミノフィリンは近年あまり一般的でなくなりました．副作用が多い割には気管支拡張効果はβ₂刺激薬より弱く，β₂吸入を適切に使用すればテオフィリン薬を加えても追加の気管支拡張効果はないとされています[5,6]．ステロイドは重要ですね．

> **Dr. 井上のココ大事!!**
> 喘息の主病態は炎症で，吸入ステロイドが治療の主役になっています．早期介入するほど，吸入ステロイドの効果は高く，ガイドラインでも軽症持続型から投薬が推奨されています．β₂刺激薬単独では，根底にある炎症がマスクされてしまう可能性がありますし，経口薬より吸入薬（もちろんステロイド吸入ありきですが）の方が，高い気管支拡張効果が得られます．

> Six days prior to admission, her dyspnea had worsened and she noticed leg swelling and multiple areas of redness on her left leg. She is normally not limited by walking distance, but on admission, she was dyspneic on minimal exertion.
> She had complained of an onset of numbness in her hands, feet and tongue which was becoming progressively worse over the one month before admission. She admitted to a weakness of grip in both hands. She wrote with her right hand. She denied any symptoms of diabetes mellitus. As a result, she was admitted to our hospital.

😀 発疹は癒合性ですか？
😀 1個1個ばらばらです．
😀 発赤しているということですが，患者さんご自身がおっしゃったのですか？
😀 はい，ご自身でお気づきになっておられました．

> She had otherwise been well until 10 years earlier, when she began to have shortness of breath, wheezing, and a cough which was subsequently diagnosed as asthma. Her symptoms were usually controlled on medication.
> However, six months prior to admission, her symptoms became uncontrolled, and she suffered asthma attacks once or twice a month. She was referred to our hospital for further treatment. She was prescribed budesonide-formoterol (fuminhale®) combined inhaler and montelukast.

😀 大人になってから喘息発症というのは一般的ですか？現在73歳で10年前ですから63歳発症というのはどうでしょう？あまり一般的ではないですね．この段階で診断名がおわかりになる方はいらっしゃいます？それ以外に特徴としては下腿浮腫などもあります．ひょっとしたら….

😀 アレルギー性気管支肺アスペルギルス症．

😀 そうですね．1つの候補です．それから血管炎の可能性が高いですね．Churg-Strauss Syndrome（CS症候群）も可能性が高いですがご存じですか？喘息があり，経年的に血管炎の症状が出てきます．その後，皮疹を伴います．CS症候群は100万人に3人という稀な疾患ですが，ここまで

症状が揃うと可能性がとても高い．ひょっとして糖尿病のために神経症状が出ていたかもしれなし，重症な喘息が伴ったケースと言えるかもしれません．でも1つの原因で説明しようとするとCS症候群が最も話が合います．

However, she had had multiple allergen testing including those for house dust mite, and all were previously normal.
She was unable to identify the cause for the worsening of her condition. However, she had never been intubated or admitted to the intensive therapy unit for her condition. During the last 4 years she admitted to decreased appetite and 10 kg of weight loss.

Past Medical History
Appendicitis - 23 years old.
Asthma - 63 years old.
No allergies, blood transfusions or heart disease.

喘息があるので，アレルギーはあるはずですね！？アレルギーに関する問診として，ハウスダストや化学因子，温度変化，運動で誘発されないか？過去に喘息発作で入院や救急外来を受診し，気管挿管されての治療があるか？などを質問するのが肝要です．

Medications :
Theophylline 400 mg/day
Isoprenaline hydrochloride 40 mg/day
Clenbuterol hydrochloride 20 mg/day
Budesonide 320 μg
Formoterol fumarate 9 μg inhaler
Montelukast sodium 4 mg/day

この内容は入院前からですか？

主に入院後です．

Past Medical Historyの内容は入院前服用薬を記載するようにしてください．

Family History
Father: Bronchial asthma, and cerebral vascular accident.
Mother: Pancreas cancer.
A younger brother: Colon cancer.
Another younger brother: Diabetes mellitus.
Son and three grandchildren: Bronchial asthma.

Social History
Non-smoker, but her husband and son were smokers.
No alcohol consumption.
She was an office employee and retired 12 years ago.
She lived with her husband and daughter.

Review of Systems
General: No fever or chills.
Head: No headache.
Eye: No visual disturbance.
Ears: No tinnitus or deafness.
Nose and sinuses: No discharge or sinus pain.
Throat: No hoarseness or odynophagia.
Breasts: No discharge or pain.
Cardiovascular: No palpitations or previous murmur.
Respiratory: No hemoptysis, no history or exposure to tuberculosis. No sick contacts.
Gastrointestinal: No nausea, vomiting, diarrhea, melena, dysphagia, anorexia or abdominal pain.
Urinary tract: No dysuria, frequency or hematuria.
Neurological: No syncope, diplopia, tremor or ataxia.
Musculoskeletal: No muscle pain or weakness.
Endocrine: No heat or cold intolerance, no excessive thirst, polydipsia or polyuria.

Physical Examination
Consciousness: Alert and oriented.
Vital signs:
　Heart rate: 105 beat per minute and regular.

🗨️ 心拍数は吸入の前ですか？
🗨️ はい．

　Respiratory rate: 18 per minute.
　Blood pressure: 100/60 mmHg.
　Body temperature: 36.7 degrees C (axilla).
　SpO$_2$: 95% breathing ambient room air.
HEENT:
　Head: Normocephalic and atraumatic.
　Eyes: Pupils equal and reactive to light and accommodation. No conjunctival pallor and non-icteric.
　Ears: No discharge.
　Nose: No discharge.
　Throat: Wet mucous membranes and no erythema.
Neck: Supple, no goitre or lymphadenopathy.
Cardiovascular:
　Heart sounds: 1st and 2nd heart sounds normal, no 3rd or 4th sounds and no murmur. Bilateral lower limb slow pitting edema. No cyanosis.
Respiratory: No central cyanosis. Air entry decreased in each lung area. No vocal fremitus.
Abdomen and Pelvis: 5 cm appendicectomy scar on lower right side of the abdomen. Soft, non-distended and no tenderness. Bowel sounds were normal. No hepatosplenomegaly. No costovertebral angle tenderness. No hernial orifices.

Lymphatics: No cervical, axillary or inguinal lymphadenopathy.
Dermatologic: Erythema present on her left lower leg.
Cranial Nerves:
   Ⅱ: Visual fields normal to confrontation; pupils equal and round, reactive to light.
   Ⅲ, Ⅳ, Ⅵ: Extraocular movements intact.
   Ⅴ: Sensation intact.
   Ⅶ: Movement intact and symmetrical.
   Ⅷ: Able to hears finger rubbing bilaterally.
   Ⅸ & Ⅹ: Palate elevates symmetrically; uvula in the midline.
   Ⅺ: Normal neck lateral rotation and shoulder elevation.
   Ⅻ: Tongue protrusion in the midline. No dysarthria. Paresthesia present.
Peripheral Nervous System:
   Tone: Normal in all four limbs.
   Small hand muscles: No thenar or hypothenar wasting or fasciculation. Poor grip in both hands; right worse than left. Unable to grip paper between her fingers. Pincer grip was strong bilaterally.
   Reflexes: Normal throughout.
   Sensory: Glove and stocking peripheral neuropathy affecting from the anterior wrist to the fingers bilaterally with decreased light touch. Other modalities were not checked. Glove and stocking peripheral neuropathy affecting both lower limbs originating from above both knees and down to both feet; she was unable to ascertain light touch.

ベッドサイドにて

😀 四肢筋力は良好ですね．特に異常はなさそうです．

しかし，手指の筋力は低下していますね．握力は低下しています．ただ，廃用萎縮はなく，線維束性攣縮もありません．指間の筋力も低下しています．

腱反射は正常のようですが，器具がないので，研修医の先生の所見を参考にしましょう．

感覚はいわゆる手袋靴下型の感覚障害がありますね．本来ならば振動覚も確認しておいてください．触覚の低下を両側の下肢に認めます．

ではプロブレムリストを立てましょう．

Problem List
- #1. 下肢腫脹（Leg Swelling）
- #2. 左下肢発赤（Left leg redness）
- #3. 手，下肢，舌のしびれ（Numbness of the hands, lower limbs and tongue）
- #4. 増悪する労作性呼吸困難（Worsening exertional dyspnea）
- #5. 気管支喘息（Bronchial asthma）
- #6. 受動喫煙（Passive smoking）
- #7. 軽度の頻呼吸（Mild tachypnea）
- #8. 末梢筋力低下（Weakness of distal muscles（for fine movement））
- #9. 手袋靴下型末梢神経障害（Glove and stocking peripheral neuropathy）

鑑別診断を考えよう

ではいつもの通りCAT DIED IN HIM Gでリストを完成させてみます．

Congenital（先天性）
可能性は低いです．

Acquired（後天性）
こちらになります．

Traumatic（外傷性）
異物を誤って飲み込んでしまった場合や気管狭窄症が喘鳴を生じます．しかし，本症例での神経学的異常の説明にはなりえません．

Drugs（薬剤性）
可能性は低いです．

Infection（感染性）
感染症によって喘息が誘発されることはよくあります．ウイルス性，細菌性，真菌性などが原因になりますが，しびれや筋力低下の原因にはなりません．これらはおそらく異なる病態に起因するものと言えます．

Endocrine（内分泌性）
糖尿病，甲状腺機能障害，カルチノイド症候群（ほかの症状がないことから可能性は低いですが）があげられます．

Degenerative（脱髄性）
可能性は低いです．

Inflammatory（膠原病性）
Churg-Strauss Syndromeが一番説明がつきやすいですね．

Neoplastic（悪性疾患）
喫煙歴はないですが，受動喫煙歴があります．喫煙歴のない人でも腺がんを発症することはよく知られています．気管腺がんや閉塞をきたし，喘息を増悪させます．しかし，現病歴より悪性疾患の可能性は低そうです．

Hematovascular（血管・血液性）
可能性は低いですが，心筋梗塞から心不全を発症した場合，喘鳴を聴くことがあります．また下腿発赤や腫脹がみられることから深部静脈血栓症があってもおかしくありません．さらに肺

CASE 12

血栓塞栓症を起こしていれば喘息を悪化させえます．いずれも重篤な疾患なのできちんと除外しておくことが肝要です．

Immune（免疫性）
アレルギー性気管支肺アスペルギルス症は可能性があります．肺への浸潤像やアスペルギルス抗体を測定する必要があります．喘息をきたしえますが，やはり神経症状の説明がつきません．好酸球性蜂窩織炎は発赤した足の所見に合うかもしれません．ここでも Churg-Strauss Syndrome によるものと言えそうですね．

Metabolic（代謝性）
可能性は低いです．

Granulomatous（肉芽腫性）
サルコイドーシスはいつも鑑別に入りますね．しかし，本症例では可能性は高くないと思います．

Others（その他）
COPD（chronic obstructive pulmonary disease，慢性閉塞性肺疾患）でもいいかもしれませんが，やはり発赤腫脹した足の所見と神経障害の所見を説明できません．GERD（gastroesophageal reflux disease，胃食道逆流症）についても同様です．誤嚥したものを抗原として喘息が誘発されることがあります．

最終診断

Churg-Strauss Syndrome

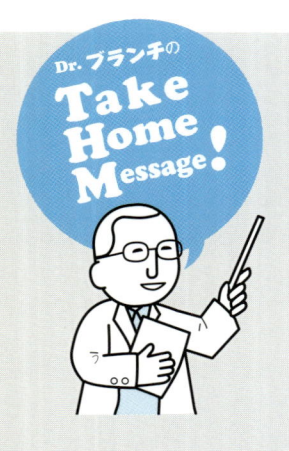

Dr. ブランチの Take Home Message！

頻度や喘息の家族歴があることから重症度の高い喘息と考えてもいいかもしれません．しかし，高齢者で発症する喘息の原因には常に Churg-Strauss syndrome を念頭に置いてください．好酸球浸潤を伴う壊死性血管炎は，さまざまな病態，例えば増悪する喘息，発熱，貧血，虚血性心不全，再燃する肺炎，血便や下痢，それに皮膚所見をもたらします．

Churg-Strauss syndrome の診断基準
Churg-Strauss syndrome の診断基準を下記に示します．感度85％，特異度99.7％です．6つのうち4つ満たさなければなりません．
1. Asthma（喘息）
2. Peripheral blood eosinophil count more than 10％（末梢血中好酸球算定10％以上）

❸ Mononeuritis multiplex（多発性単神経炎）
❹ Migratory or transitory pulmonary infiltrates（移動性肺浸潤）
❺ Paranasal sinus abnormality（副鼻腔異常）
❻ Extravascular eosinophils on biopsy（生検による血管外好酸球）
その他の検査としてはANCA，それもP-ANCAが有効です．

治療
治療はステロイドで通例は1 mg/kg/dayの範囲内で行います．その後，徐々に減量していきます．重症例ではシクロホスファミドを併用することがあります．

神経障害
手袋靴下型末梢神経障害は糖尿病でよくみられる所見の1つです．Churg-Strauss syndromeの場合，神経障害は比較的突然に発症し急激に増悪する可能性があります．一方，糖尿病性神経障害は数年にわたって自覚してくると思われます．2型糖尿病患者のうち7～8％で糖尿病診断時にみられ，その後25年内に罹患率は50％を超えるといわれています．ほかの原因としてはアルコール，ビタミンの欠乏でもなりえます．診察するときは手指から観察するように心がけてください．指間筋肉の低下を見た場合は，主要な神経に障害がないか，丁寧に感覚を調べてください．

喘息ガイドライン
最近の喘息のガイドラインでは気管の炎症をとることが第一であることを確認しておいてください．アミノフィリン製剤は副作用が重篤であり，血中濃度モニタリングも必要です．あとコーヒーとは相互作用があるとされています．
一般には予後のよい疾患として知られていますが，中枢神経系（視力低下をきたした場合は，その治療の反応性は悪く難治性）や心腎障害をきたした場合は予後不良といわれています[7]．

PEARLS OF WISDOM
P-ANCA（MPO-ANCAとも呼ばれる）陽性の原因はMPOで覚えてください．

Ⓜedications：
　allopurinol, ciprofloxacin, propylthiouracil (PTU), sulphasalazine.

Ⓟolyimmune：
　Wegener's granulomatosis, microscopic polyangiitis, CSS, inflammatory bowel disease, primary sclerosing cholangitis, autoimmune hepatitis, rheumatoid arthritis, Felty syndrome and systemic lupus erythematosis.

Ⓞdd infections：
　Tuberculosis and infectious endocarditis etc.

C-ANCAは上記疾患に対して感度，特異度ともに高くなく20～60％

といわれています．

文献

1) Masi, A. T., Hunder, G. G., Lie, J. T., Michel, B. A., Bloch, D. A., Arend, W. P., et al. : The American College of Rheumatology 1990 criteria for the classification of Churg-Strauss syndrome (allergic granulomatosis and angiitis). Arthritis Rheum, 33(8): 1094-1100, 1990
2) Stone, J. H. : Clinical spectrum of antineutrophil cytoplasmic antibodies. UpToDate version 19.2, 2011
3) Turner, H. E. & Wass, J. A. H. : Peripheral sensorimotor neuropathy; Oxford Handbook of Endocrinology and Diabetes. p850, Oxford University Press, 2004
4) Fanta, C. H. : Treatment of acute exacerbations of asthma in adults. UpToDate 19.2, 2011
5) British National Formulary (BNF) Section 3.1.3: Theophylline. Royal Pharmaceutical Society, 61 : 181-182, 2011
6) British National Formulary (BNF) Section 3.1: Management of acute asthma. Royal Pharmaceutical Society, 61 : 173, 2011
7) Noth, I., Streak, M. E. & Leff, A. R. : Chug-Strauss syndrome. Lancet, 361 : 587-594, 2003

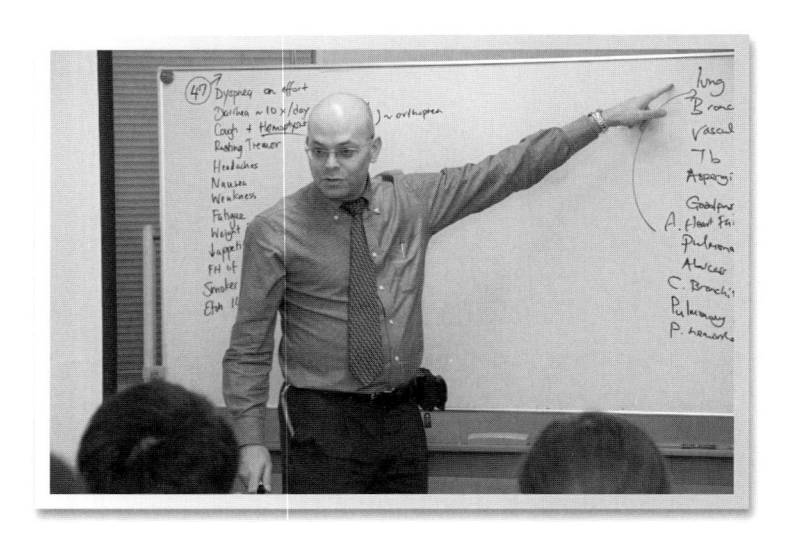

CASE 13 腫瘍マーカーはやみくもに測定してはいけません！

悪性疾患を疑う症例のときに，腫瘍マーカーを安易にオーダーするケースがしばしばみられます．いわゆるバイオマーカーはそれぞれ診断用，スクリーニング用，予後判定用，治療効果判定用と用途をわきまえてオーダーしないとデータに振り回されて不必要な検査をすることになります．

ブランチ先生　　研修医

症例プレゼン&ディスカッション!!

研修医が英語でプレゼンします．

Presenting Complaints
- Left leg edema
- 5 kg increase of body weight over two months.
- Pain of the lower abdomen
- Wheeze
- Constipation

History of Presenting Complaints

A 60 years-old Japanese lady was admitted to this hospital because of the above complaints. She had been well until two months prior to admission, but her friends noticed she was gaining weight. Her weight increased by 5 kg over two months which was associated with edema of her left leg.

Three weeks prior to admission, she gradually lost her appetite and developed dyspnea on effort with associated general fatigue. She visited this hospital one week prior to admission at which time she denied dyspnea on effort, orthopnea, night sweat, nausea or diarrhea.

After further outpatient tests, a small coin lesion (5 mm) was identified in the right upper lung field on the chest radiograph. In addition, she had abnormal liver function tests, which were identified two months previously and were considered to be due to excess alcohol consumption at that time. As a consequence, she was admitted to our hospital.

On further questioning, she had difficulty walking 20-30 meters because of spinal stenosis. Although she was treated with local anesthesia, it did not ameliorate her condition. She experienced constipation for many years and it had recently become worse. She specifically denied alternating diarrhea with the constipation, tenesmus, hematochezia and symptoms of hypercalcemia.

Past Medical History
10 years old: Tuberculosis
14 years old: Pyelonephritis
20 years old: Appendicetomy
20 years old: Asthma
42 years old: Hysterectomy for uterine fibroids - ovaries left *in vivo*
56 years old: Spinal canal stenosis
58 years old: Hypertension
No allergies.
No blood transfusions.

Medications
Mianserin 10 mg (tetracyclic antidepressant), Triazolam 0.5 mg (benzodiazepine), Limaprost alfadex 15 ug t.i.d[※1] (prostaglandin agonist), Amlodipine 5 mg (Calcium channel blocker), Losartan 25 mg (Angiotensin receptor blocker) and Trimetoquinol 10 mg b.i.d[※2] (beta-stimulant).

※1 t.i.d：1日3回　※2 b.i.d：1日2回

それぞれどんな薬であるか，わかりますか？ 1個1個丁寧に調べて覚えていく作業は初期研修ではとても大切なことです．喘息の治療に吸入でなくて，飲み薬で対応しているのは，少し違和感を覚えますね．

Family History
None

Social History
Smoking : 15 cigarettes/day for 40 years.
Alcohol : 3 glasses per day of shochu alcohol for 40 years.
She spends almost all of her time at home.

どのくらいの焼酎を飲んでいるのですか？

15度のです．

Dr.井上のココ大事！！
アルコールの量は一般にエタノール換算して表現されます．15度のお酒であれば100 mL中に15 mLのエタノールが含まれていることになり，エタノールの密度は約0.8であるため，$15 \times 0.8 = 12$ gとなります．本ケースはこれを3杯飲んでいるので36 g換算ですね．
以下代表的なアルコール飲料とその量を上げます（概論参照）．

日本酒(15％) 1合	20 g
ウイスキー(40％)ダブル1杯	20 g
ビール(5％)中瓶1本(500 mL)	20 g
缶チューハイ(7％)1缶(350 mL)	20 g
ワイン(12％)グラス1杯	10 g

低リスク飲酒の推奨値は各国で異なりますが，欧米ではアルコール量として1日20

～30gを指すようです．アルコール量として1日約60g以上を5年以上連続して飲んでいると臓器障害を起こすリスクが高まることが知られています．その他，アルコールは高エネルギーが1gあたり7 kcalありますが，栄養的価値はありません．ただ1日20gまでの習慣的な飲酒は虚血性心疾患の発症を低下さるというエビデンスはアルコール好きの井上の支えとなるエビデンスです．ちなみにブランチ先生もそれなりのアルコール好きです．好きなのはやはりギネスビールだそうです．

Travel History
None.

Review of Systems
General: No chills or nausea.
HEENT: No headache, sore throat, nasal discharge, hoarseness or odynophagia.
Cardiovascular: No palpitations or chest pain.
Respiratory: No sputum or hemoptysis.
Gastrointestinal: No melena, hematemesis or dysphagia.
Genitourinary: No dysuria or other symptoms
Neurological: No numbness, tingling, dizziness or tremor.
Psychiatric: No depression.
Musculoskeletal: No back pain or neck pain.
Endocrine: No heat or cold intolerance, polydipsia or polyphagia.
Dermatological: No itching, pigmentation or rash. No subjective nail problems.
Hematological: No bleeding tendency.

Physical examination
Vital signs:
　Heart rate: 92 beats per minute.
　Blood pressure: 133/81 mmHg .
　Body temperature: 37.9 degrees C (axilla).
　Respiratory rate: 18 per minute.
　SpO$_2$: 96% breathing ambient room air.
　Mental status: Alert.
General appearance:
　Appeared well nourished but over weight (BMI 27.5) .
HEENT:
　Head: Normocephalic and atraumatic.
　Eyes: No conjunctival pallor and non-icteric.
　Ears: No edema or discharge.
　Nose: No discharge.
　Throat: Dry mucous membranes.
Neck: Supple, no goiter or lymphadenopathy.
Cardiovascular:
　Jugular vein not distended and hepatojugular reflux negative. Heart sounds: 1st and 2nd heart sounds normal volume and no 3rd or 4th heart sounds. A III / VI Levine aortic

systolic murmur was present without radiation to the carotid arteries. No cyanosis present.

Respiratory:

No central cyanosis. Trachea normal length and not deviated. Good air entry but diffuse wheeze bilaterally. Vocal fremitus; right side decreased vibration.

Abdomen and Pelvis:

Soft, distended and bowel sounds were normal. Tenderness of the right upper quadrant with hepatomegaly 3-5 cm below the costal margin. No masses or splenomegaly. Shifting dullness was absent. Costovertebral angle tenderness was present on the right side. No hernial orifices. Dilatation of abdominal wall veins in all four abdominal quadrants was present. There was no difference in the speed of flow in either the rostral or caudal direction, but no obvious veins originating from the umbilicus.

🧑‍⚕️ 肝臓の表面はスムーズでしたか？

🧑 ごつごつはしていないと思います．

🧑‍⚕️ 腹壁静脈に血管拡張がみられるようです．通常の静脈還流の方向性は，臍より上は中枢側へ，下であれば末梢方向です．もし下大静脈閉塞があれば，どこの部位でも中枢側へ向かいます．しかし今回のケースでは末梢側方向への血流が確認されています．どう解釈すべきでしょうか，複雑ですね．

Extremities:

Left leg severely swollen especially in the thigh region with dilatation and tortuosity of the superficial veins. The skin of the thigh was erythematous. The temperature of the left leg was more than the right leg. Slow pitting edema was present on the left leg but absent on the right leg. There was some equivocal reversal of venous flow in the superficial veins of the left lower limb.

Lymphatics: No inguinal, cervical or axillary lymphadenopathy.

Cranial Nerves:

Ⅱ : Visual fields were normal to confrontation; pupils equal, round and reactive to light.

Ⅲ, Ⅳ, Ⅵ: Extra-ocular movements intact.

Ⅴ : Sensation intact.

Ⅶ: Movement intact and symmetrical.

Ⅷ: Able to hears finger rubbing bilaterally.

Ⅸ & Ⅹ : Palate elevates symmetrically; uvula in the midline.

Ⅺ: Normal neck lateral rotation and shoulder elevation.

Ⅻ: Tongue protrusion in the midline. No dysarthria.

Peripheral Nervous System:

Tone: Normal in all four limbs.

Power: Biceps and triceps 5/5 bilaterally, brachioradialis and ulnar 5/5 bilaterally, quadriceps femoris and biceps femoris 5/5 bilaterally.

Reflexes: Normal throughout.

Coordination: Normal throughout.

Sensory: Intact.

Problem List

- #1. 左下腿浮腫（Left leg edema）
  - a）圧迫から40秒以上圧痕が回復しない（slow edema）
  - b）紅斑，静脈怒張（erythema and dilated veins）
- #2. 5 kg 体重増加（5 kg weight gain）
- #3. 下腹部痛（Lower abdominal pain）
  - a）右腎仙痛（right renal angle tenderness）
- #4. 憎悪してきた便秘（Worsening constipation）
  - a）食欲減退（decreased appetite）
- #5. 気管支喘息（Bronchial asthma）
  - a）労作時呼吸困難（dyspnea on effort）
  - b）喫煙者（smoker）
- #6. 胸部X線右上肺野異常陰影（Lesion on right upper lung field on chest X-ray）
- #7. 肝機能検査異常（Abnormal liver functions tests）
  - a）アルコール多飲（high alcohol consumption）
  - b）肝腫大（hepatomegaly）
- #8. 結核既往（Previous tuberculosis）
- #9. 高血圧（Hypertension）
- #10. 発熱（Fever）
  - a）安静時心拍数増加（increased resting heart rate）
  - b）頻呼吸（tachypnea）
- #11. 心雑音（Cardiac murmur）

鑑別診断を考えよう

今回は複雑な病態がからんだケースですね．このような場合は問題点をグループに分けて整理してみたいと思います．

❶下腿浮腫にまつわるエピソード

・5kg体重増加	・下腹部痛	・肝腫大	・増悪してきた便秘
・食欲減退	・胸部X線右上肺野異常陰影		・肝機能障害
・アルコール摂取量の多さ	・結核症の既往	・喫煙者	・心拍数増加
・呼吸数増加	・発熱	・右側CVA叩打痛	・腹壁静脈怒張
・左下腿浮腫	・紅斑	・血管拡張所見	

❷肺にまつわるエピソード

・喘鳴　・労作時呼吸困難	・胸部X線右上肺野異常陰影	
・結核症の既往喫煙者	・心拍数増加　・呼吸数増加	・発熱

❸その他

・発熱　・心雑音　・心拍数増加　・呼吸数増加

グループ1：下腿浮腫

😊 まずグループ1からCAT DIED IN HIM Gです．

Congenital（先天性）
😊 可能性は低いです．

Acquired（後天性）
😊 まず，そうですね．

Traumatic（外傷性）
😊 可能性は低いです．

Drugs（薬剤性）
😊 可能性は低いです．

Infection（感染性）
😊 肝炎，胆管炎，肝膿瘍，腎盂腎炎，左下肢蜂窩織炎がありえます．

Endocrine（内分泌性）
😊 甲状腺機能低下症，傍腫瘍症候群，Cushing症候群（ACTH）が考えられます．

Degererative（外傷性）
😊 可能性は低いです．

Inflammatory（膠原病性）
😊 可能性は低いです．

Neoplastic（悪性疾患）
😊 大腸，腎臓，胆管，すい臓，などなど．それから転移性や傍腫瘍性症候群も考慮しないといけません．

Hematovascular（血管・血液性）
😊 リンパ腫，白血病，真性多血症，下大静脈閉塞症，深部静脈血栓症がありえます．

Immune（免疫性）
😊 抗リン脂質症候群ですね．

Metabolic（代謝性）
😊 アルコール性の可能性は少ないですね．非アルコール性肝炎はありえます．

Granulomatous（肉芽腫性）
　可能性は低いです．

■ グループ2：肺
　続いてグループ2を考えてみましょう．

Congenital（先天性）
　可能性は低いです．

Aquired（後天性）
　まず，そうですね．

Traumatic（外傷性）
　可能性は低いです．

Drugs（薬剤性）
　薬物投与内容にやや問題があるので，喘息コントロールが不良かもしれません．

Infection（感染性）
　喫煙者なので，COPDや感染を契機に喘息発作が誘因されたということもあります．あとはいつものように，結核．

Endocrine（内分泌性）
　カロチノイド症候群がありますね．喘息を誘発します．

Degenerative（脱髄性）
　可能性は低いです．

Inflammatory（膠原病性）
　Churg-Strauss syndrome，Wegener肉芽腫があります．

Neoplastic（悪性疾患）
　気管支腫瘍，転移性が考えられます．

Hematovascular（血管・血液性）
　喘息を増悪させる…．右心不全ですね．例えば肺塞栓症．頻脈自身も喘息を増悪させます．Hepatojugular reflux testが陰性ですので，おそらく可能性は低いですが，心雑音があれば，感染性心内膜炎の可能性もあり，ですね．
　D-dimerが高くても陰性でも鑑別診断にDVT（deep vein thrombosis，深部静脈血栓症）を入れ

なければならないですね．

> **Dr. 井上のココ大事！！**
>
> バイオマーカーには❶診断マーカー，❷治療効果判定マーカー，❸予後マーカーがあります．例えばトロポニンTはすぐれた診断マーカーで，予後をも予測しうる可能性がありますが，治療効果はなんら反映されません．NT-pro BNPは予後マーカーであり，心不全を否定する診断マーカーとしてはすぐれています．ただ，高値だからといって心不全があるとはいえません．腫瘍マーカーは治療効果判定マーカーです．悪性腫瘍の存在であがる腫瘍マーカーが治療で改善することを見出した場合，それを腫瘍の状況を反映するマーカーとすることはできますが，決して診断する目的でオーダーしてはいけません．特にスクリーニング目的で測定することは厳に慎むべきです．

Immune（免疫性）
アレルギー性の喘息の増悪がありえます．

Metabolic（代謝性）
可能性は低いです．CEAがちょっとあがっていますが，なんら意味することはありませんね．肝硬変，喫煙，膵炎，感染症でも上昇させます．

Ganulomatous（肉芽腫性）
Wegener肉芽腫があります．

■まとめ

以上をまとめ，見逃してはならない疾患をリストアップすると，以下のようになります．

❶Malignancy（悪性腫瘍）
おそらく肺がん，もしくは消化器．あとは腎臓，リンパ腫，他の固形がん．つまりなんでも．

❷IVC obstruction（下大静脈閉塞症）
血栓から占拠性病変による圧迫があります．

❸Infection（感染症）
心内膜炎，肝膿瘍，腎盂腎炎，蜂窩織炎があります．

門脈圧亢進症と下大静脈閉塞症を区別するために，腹壁静脈の血液の流れの方向性を注目するとわかりやすいです．なぜならば腹壁静脈は通常静脈弁がないので，明らかに方向性をもって観察されます．患者さんがとてもやせていて，皮下脂肪が少ない場合を除いて，普通は静脈は見えません．この患者さんは確かに太っているので静脈を観察しやすいです．通常，へそより中枢側では上行性，末梢側では下行性です[1]．門脈圧亢進症があるとへそ周囲から周囲に向けて血流が観察されます．しかし下大静脈閉塞症では下腹部にみられる静脈も上行性に流れが観察されます．

最終診断

卵巣腫瘍

その後

腹部CTからは卵巣腫瘍による左腸骨静脈の圧排所見が確認され，左下腿の浮腫の原因と考えられました（図13-1〜13-3）．

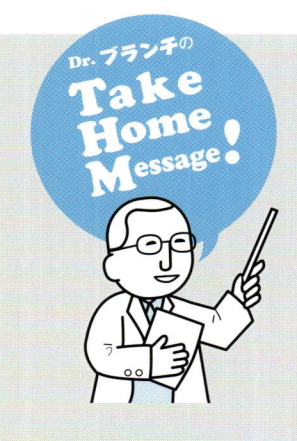

Dr.ブランチの Take Home Message！

❶ 悪性疾患の症状は多様です．通常多くの悪性疾患は体重減少の原因になります．しかし，本症例のように静脈閉塞があると胸水や腹水の貯留から体重自体は増加することがあります．ですので，体重増加を伴う胸部所見を有する症例では悪性疾患を必ず鑑別診断に入れておく必要があります．

❷ 腹壁静脈怒張をみたときには，①門脈圧亢進症，②上／下大静脈閉塞症を考えてください[1]．いわゆるred flag signです．背景にある疾患を慎重に調べてください．特にへそ周囲から放射状に浮き出ている静脈血管の場合は，まずは肝疾患を疑わせる他の所見はないか，例えば黄疸，クモ状血管腫，女性化乳房などを調べることから始めてください．肝疾患以外では感染症や悪性疾患による門脈圧亢進症の可能性も考慮してください．本症例ではアルコール摂取量は多いですが，肝障害を示唆する有意な所見はない一方で，下大静脈閉塞はしていそうです．ただそのような所見がある場合は，通常腹水や下腿浮腫がみられます．ですので，本症例のように片側性の下腿浮腫は，血栓があるのか，なんらかの外的圧迫によるものかを考慮すべきです．

❸ 悪性腫瘍による大腸への浸潤は，感染症を局所的，あるいは肝臓などの離れた臓器に引き起こします[2,3,4]．本症例は大腸に浸潤した結果，門脈に播種し腸内細菌による肝膿瘍をきたしたと考えます．このようなケースはそんなに多くはありません．経皮的ドレナージや抗菌薬投薬なども原疾患の治療とあわせて行う必要があります．

ルーチンに腫瘍マーカーを調べることは完全に間違ったアドバイスです．腫瘍マーカーは診断マーカーではなく治療マーカーだからです．例えば肝臓がんの患者さんのAFPを測定したところ，500だった，そして，治療を行ったら50に減少した．外来で経過を追っていたところ，AFPが800に再燃したため入院して追加のTAEを行った，というように用います．診断マーカーとしては感度がとても低く，例えばCEA（carcinoembryonic antigen）は肺，乳腺，大腸，膵臓がんなどで上昇します[5]．しかし，同時に炎症性腸疾患や膵炎，COPD，喫煙者，肝障害などでも上昇することが知られています[5]．本症例でもCEA上昇はどう解釈していいか難しいところです．同様のことはCA125においても言えます．通例，卵巣がんで上昇することが知られていますが[3]，骨盤腔内の炎症や腹水貯留をきたすことで，上昇することも知られています[6]．また，逆に腫瘍マーカーが陰性だからと

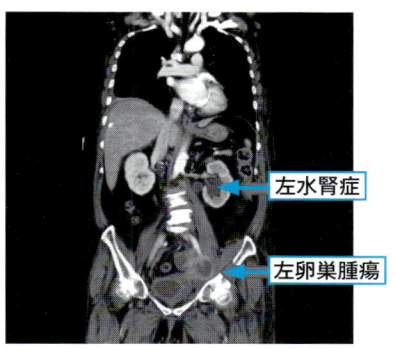

●図13-1　腹部CT冠状断

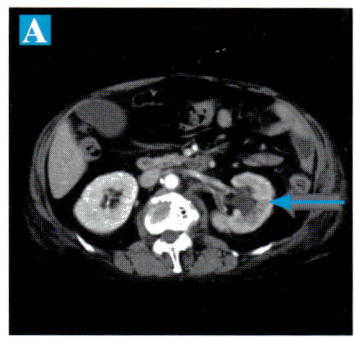

(左水腎症／左卵巣腫瘍)

●図13-2　腹部CT横断像
A：左腎臓は水腎症になっている
B：左卵巣に腫瘤を認める

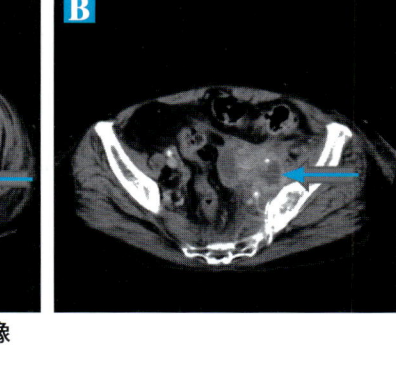

●図13-3　胸部CT
肺内の小結節多発陰影と右胸水を認める

いって悪性疾患を否定することもできません．
❹子宮の手術の既往のある患者さんの問診では，卵巣の処理をどうしたか，きちんと尋ねる習慣をもってください．

文献

1) LeBlond, R. F., Brown, D. D. & DeGowin, R. L. : DeGowin's Diagnostic Examination. McGraw-Hill. 9th Edition. pp476-477, 2009
2) Giuliani, A., Caporale, A., Demoro, M., Scimò, M., Galati, F. & Galati, G. : Silent colon carcinoma presenting as a hepatic abscess. Tumori, 93 : 616-618, 2007
3) Teitz, S., Guidetti-Sharon, A., Manor, H. & Halevy, A. : Pyogenic liver abscess: warning indicator of silent colonic cancer. Report of a case and review of the literature. Dis Colon Rectum, 38(11): 1220-1223, 1995
4) Tsai, H. L., Hsieh, J. S., Yu, F. J., Wu, D. C., Chen, F. M., Huang, C. J., et al. : Perforated colonic cancer presenting as intra-abdominal abscess. Int J Colorectal Dis, 22 : 15-19, 2007
5) TC-Cancer.com　http://www.tc-cancer.com/tumormarkers.html
6) Carlson, K. J. : Screening for ovarian cancer. UpToDate 18.2. Last update 17 June 2010

あとがき

「医者の資質は最初の3年で決まる」．これは医学部を卒業したときに，当時，順天堂大学理事長の懸田克己先生から，そして研修医を始めてすぐに聖路加国際病院理事長の日野原重明先生からいただいた金言です．初期研修はそれだけ重要であり，私も今年で卒後20年目を迎えますが，全くその通りだったと心から感じております．

順天堂大学医学部附属練馬病院は設立されてようやく7年目を迎えようかという新しい病院です．研修医の採用を始める前年に当時の宮野武院長（現名誉院長）から「国際社会に通じる医師の育成を」，そしてやはり当時の臨床研修センター長の児島邦明現院長からは「優れた研修病院プログラム作成を」と依頼をいただきました．そこで，私の研修医時代の恩師であります，青木眞先生（サクラ精機株式会社学術顧問）にご相談申し上げたところ，「それなら最適な先生がいるよ．こんないい先生，ほかにはいないよ」とご紹介いただいた方がジョエル・ブランチ先生でした．

ブランチ先生は優雅なたたずまいの中にユーモアと謙虚さを兼ね備えた，iPhoneとiPadをこよなく愛す英国紳士です．私よりお若い先生ですが，膨大な勉強量に裏づけられた確かな知識を幅広くおもちで，鋭い視点から症例をさまざまな角度で検討してくださいます．そして，どんな症例でも大変興味深いものとして昇華し，（当たり前なんでしょうが）とてもきれいなBritish Englishで解説してくださいます．研修医のためと思って企画いたしましたが，最もためになっているのは私ではないかとすぐに気づき，これはまずい，まずいと思ってあわてて始めたのが，このブランチ先生のLIVE記録でした．先生の仰っている内容をできるだけ正確に和訳し，解説を少しばかり追記し，カンファレンスの翌週に研修医に配布するようにしていきました．

今回その積み重ねが，羊土社北本陽介氏の多大なるご支援を賜り，本書として刊行するに至ったことを大変うれしく思います．本書が研修医の貴重な2年間の役立てになることを願ってやみません．

2012年3月

順天堂大学医学部附属練馬病院

井上健司

索引

数字
Ⅰ音 ... 18
1型糖尿病 ... 96
Ⅱ音 ... 18
Ⅲ音 ... 19
Ⅳ音 ... 19

A
ADA ... 122
Albright 遺伝性骨ジストロフィー（type1a） ... 90, 91
ARB ... 57

B
Beau's Lines ... 23
bowing ... 85
Buerger's test ... 22, 62

C
CAGE 質問 ... 16
capillary loop ... 52
capillary refill test ... 62
chill ... 66
Churg-Strauss syndrome ... 135, 140
Corrigan's sign ... 57
CS 症候群 ... 135
Cushing 症候群 ... 96

D
diabetic ketoacidosis ... 97
diffuse large B cell type ... 42
DKA ... 97
Dupuytren 拘縮 ... 25

E
egophony ... 20

F
fasciculation ... 38
finger to nose test ... 38
Floating sign ... 23

G
GCTs ... 131
GH ... 97
giant cell arteritis ... 60
Gottron 徴候 ... 24
growth hormone ... 97

H
Half-half nails ... 24
heave ... 18
heel-knee test ... 38
HEENT ... 17
Hickham's dictum ... 72
HR ... 95

J
jugular venous pressure ... 31
JVP ... 31

K
knock knee ... 85

L
Levine 分類 ... 18
livedo reticularis ... 48, 51

M
malar rash ... 47
Mee's lines ... 23
Meigs 症候群 ... 30
Muehrcke's lines ... 23

N
Non-Gonadal Germ Cell Tumours ... 131
Numbness ... 134

O
Occam's razor ... 72
O 脚 ... 85

P
Paragonamiasis 感染症 ... 29
Patient Profile ... 14
Profile sign ... 23
Psoriatic nails ... 23

R
Review of systems ... 17, 46
Romberg test ... 39
ROS ... 46
Rovsing 徴候 ... 127

S

- Schamroth's sign ⋯ 23
- shawl sign ⋯ 48
- Shifting dullness ⋯ 117
- silent ischemia ⋯ 59
- SIRS ⋯ 103
- Sjögren 症候群 ⋯ 81
- SLE ⋯ 33
- slow edema ⋯ 69
- Splinter hemorrhage ⋯ 24
- subclavian steel phenomenon ⋯ 61
- Systemic Inflammatory Response Syndrome ⋯ 103
- systemic lupus erythematosus ⋯ 33

T

- tizanidine hydrochloride ⋯ 44
- Torsemide ⋯ 57
- Traube triangle ⋯ 21
- Traube の三角 ⋯ 117

V

- Valgus knee deformities ⋯ 85
- Valsalva 法 ⋯ 19
- varum ⋯ 85
- vocal fremitus ⋯ 68

X

- X 脚 ⋯ 85

あ

- 悪性疾患 ⋯ 152
- 悪性リンパ腫 ⋯ 42
- アミノフィリン ⋯ 100
- アルコール ⋯ 16, 145
- 意識障害 ⋯ 106, 107
- 痛み ⋯ 29, 93
- 猪肉 ⋯ 29
- 飲酒歴 ⋯ 16
- 腕 ⋯ 78
- 嚥下困難 ⋯ 80
- オーバーラップ ⋯ 79
- オッカムの剃刀 ⋯ 72

か

- 海外旅行 ⋯ 16
- 下肢 ⋯ 62, 78
- 下大静脈閉塞症 ⋯ 151
- 下腿浮腫 ⋯ 69
- 家族構成 ⋯ 15
- 家族歴 ⋯ 15
- 感覚 ⋯ 38
- 寒気 ⋯ 66
- 眼球 ⋯ 78
- 感染症 ⋯ 104, 121
- 完全な便秘 ⋯ 131
- 眼底 ⋯ 95
- 肝脾腫 ⋯ 80
- 鑑別診断 ⋯ 50
- 既往歴 ⋯ 15
- 気管 ⋯ 19
- 気管支音 ⋯ 20
- 気胸 ⋯ 30
- 基準飲酒量 ⋯ 16
- 偽性副甲状腺機能亢進症 ⋯ 87
- 喫煙歴 ⋯ 16
- 胸郭 ⋯ 19
- 胸鎖乳突筋 ⋯ 19
- 頬部紅斑 ⋯ 47
- 胸部所見 ⋯ 78
- 筋緊張 ⋯ 38
- 筋力 ⋯ 78
- クオンティフェロン ⋯ 122
- グルコン酸カルシウム ⋯ 90
- 経過時間 ⋯ 88
- 頸静脈圧 ⋯ 31
- 頸部 ⋯ 61
- 痙攣 ⋯ 84, 85, 91
- 結核 ⋯ 121
- 結核性腹膜炎 ⋯ 122
- 血管性 ⋯ 89
- ケトン尿 ⋯ 99
- 現病歴 ⋯ 14
- 抗菌薬 ⋯ 100, 110, 114
- 口腔内乾燥症 ⋯ 79
- 後腹膜腫瘍 ⋯ 131
- 骨髄炎 ⋯ 101
- コルチゾール ⋯ 97

さ

- 細胞免疫性障害 ⋯ 116
- 鎖骨下動脈盗血現象 ⋯ 61
- ザリガニ ⋯ 29
- 子宮内膜症 ⋯ 29
- しびれ ⋯ 134

社会歴	15
住宅	16
手掌	25
主訴	14
出身地	37
腫瘍マーカー	144, 151, 152
ショール徴候	48
触診	21
心音	18
神経学的所見	36, 119
心室肥大	18
心拍数	95
頭痛	93
ステロイド	116
声音振とう	68
性感染症	30
性交歴	15
成長ホルモン	97
生理	29
線維束性収縮	38
全身性エリテマトーデス	33
全身性炎症反応症候群	103
喘鳴	20
側頭動脈炎	60
鼠径部リンパ節腫脹	22

た

高安病	56, 60
打診	19, 68
ダニ	37
チザニジン塩酸塩	44
蝶形紅斑	47
腸雑音	22
聴診	20
直腸診	22, 95
ツベルクリン反応	120, 121
爪	23, 78
手	61
デキサメタゾン抑制試験	97
デュピュイトラン拘縮	25
トーヌス	38
糖尿病	116
糖尿病性ケトアシドーシス	97
動脈瘤	22
トラセミド	57

ドリンク	16

な

ニューキノロン	105
尿糖	99
寝汗	94
脳内リンパ腫	43

は

バイオマーカー	151
敗血症	66
バイタルサイン	17
肺胞音	20
ばち指	23, 61
反射	38
非性腺胚細胞腫	131
ビタミン D	90
ヒッカムの格言	72
非典型的症状	82
皮膚	10, 44
皮膚筋炎	52
腹腔内腫瘤	131
腹水	21, 122
腹部	61, 62
腹部所見	78
腹壁静脈怒張	152
ベルクロラ音	20
便秘	128, 131

ま

脈拍	22
宮崎肺吸虫症	29
網状皮斑	48
門脈圧亢進症	151

や

ヤギ音	20
薬物服薬歴	15
指	24, 78

ら

ライム病	37
ラ音	20
リケッチャ	37
レボフロキサシン	122

著者プロフィール

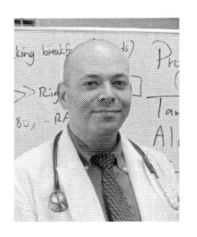

ジョエル・ブランチ (Joel Branch)
湘南鎌倉総合病院内科スーパーバイザー

UK trained physician (London University) and Member of the Royal College of Physicians. Specialty: Diabetes and Endocrinology with General Internal Medicine. Currently: Medical Educator in General Internal Medicine Residency Training and Head of Clinical Procedure Skill Training at Shonan Kamakura General Hospital. Specialist interests in medical education, infectious disease medicine, risk management and information systems in medicine.

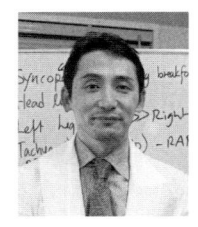

井上　健司 (Kenji Inoue)
順天堂大学医学部附属練馬病院循環器内科准教授

順天堂大学を卒業後，聖路加国際病院で内科研修．順天堂医院，順天堂静岡病院勤務後，米国ダートマス大学（ポストドクトラルフェロー）に留学．東京大学先端科学技術研究センター分子生物医学部門（助手）を経て，4年前より順天堂大学医学部附属練馬病院循環器内科に勤務．現在に至る．

絶対受けたい！Dr.ブランチのケースカンファレンス英語LIVE
病歴と身体所見から解き明かすホンモノの臨床推論

2012年5月1日　第1刷発行

著　者　　ジョエル・ブランチ，井上健司
発行人　　一戸裕子
発行所　　株式会社　羊　土　社
　　　　　〒101-0052
　　　　　東京都千代田区神田小川町2-5-1
　　　　　TEL　03（5282）1211
　　　　　FAX　03（5282）1212
　　　　　E-mail　eigyo@yodosha.co.jp
　　　　　URL　http://www.yodosha.co.jp/
印刷所　　三美印刷株式会社

© YODOSHA CO., LTD. 2012
Printed in Japan
ISBN978-4-7581-1721-0

本書に掲載する著作物の複製権，上映権，譲渡権，公衆送信権（送信可能化権を含む）は（株）羊土社が保有します．
本書を無断で複製する行為（コピー，スキャン，デジタルデータ化など）は，著作権法上での限られた例外（「私的使用のための複製」など）を除き禁じられています．研究活動，診療を含み業務上使用する目的で上記の行為を行うことは大学，病院，企業などにおける内部的な利用であっても，私的使用には該当せず，違法です．また私的使用のためであっても，代行業者等の第三者に依頼して上記の行為を行うことは違法となります．

JCOPY ＜(社) 出版者著作権管理機構 委託出版物＞
本書の無断複写は著作権法上での例外を除き禁じられています．複写される場合は，そのつど事前に，(社)出版者著作権管理機構（TEL 03-3513-6969, FAX 03-3513-6979, e-mail：info@jcopy.or.jp）の許諾を得てください．

患者さんの病態が見えてくる！

病態を見抜き、診断できる！
バイタルサインからの臨床診断
豊富な症例演習で実践力が身につく

宮城征四郎／監修
入江聰五郎／著

ただ数値を追うのではない，一歩踏み込んだバイタルサインの読み解き方，診断への迫り方がわかり，演習で身につく1冊．バイタルをとるすべての医療者にオススメ！

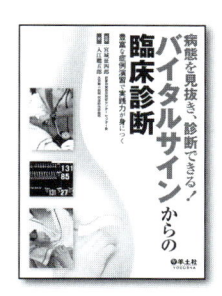

- 定価（本体3,800円＋税）　■ B5判
- 165頁　■ ISBN978-4-7581-1702-9

身体所見からの臨床診断が1冊に凝縮

疾患を絞り込む・見抜く！
身体所見からの臨床診断

宮城征四郎，徳田安春／編

身体所見から得られた知見を臨床診断へどうつなげるか？コモンディジーズを中心に，身体所見から診断への道筋を網羅！
宮城征四郎医師をはじめ身体所見教育のエキスパート達による執筆！

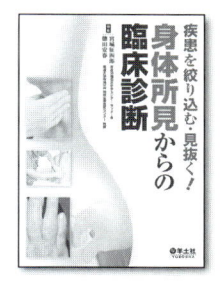

- 定価（本体4,200円＋税）　■ B5判
- 246頁　■ ISBN978-4-7581-0679-5

診断力アップの秘訣が満載！

迷いやすい症例から学ぶ
ジェネラリストの診断力
Clinical Problem Solving
総合内科はおもしろい！

宮田靖志，濱口杉大／編著
江別市立病院総合内科／執筆

レジデントノートの人気連載が単行本化！病態や診察，検査から何を読み取り，どう診断へと絞り込んでいるのか？ ジェネラリストの思考プロセスを大公開！本書内の医師と一緒に考えて，確かな診断力を鍛える！

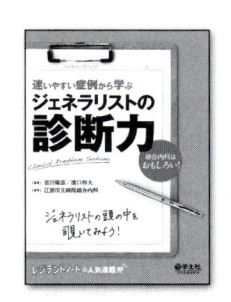

- 定価（本体4,000円＋税）　■ B5判
- 198頁　■ ISBN978-4-7581-1714-2

レジデントノート人気連載が単行本化！

困りがちな
あんな場面こんな場面での
身体診察のコツ

ジェネラリストのこれからを考える会／企画
大西弘高／編

普段，見よう見まねで行っている身体診察，でも実は困ってしまうことがある…そんな事例が満載！ 臨床の第一線で活躍する執筆陣が上級医ならではのワザやコツを伝授します．一歩先を目指したい若手医師にオススメ！

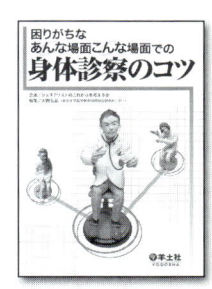

- 定価（本体3,400円＋税）　■ A5判
- 173頁　■ ISBN978-4-7581-0690-0

発行　**羊土社 YODOSHA**　〒101-0052　東京都千代田区神田小川町2-5-1　TEL 03(5282)1211　FAX 03(5282)1212
E-mail：eigyo@yodosha.co.jp
URL：http://www.yodosha.co.jp/

ご注文は最寄りの書店，または小社営業部まで

英語プレゼンに必要なスキルを完全網羅！

日本人研究者のための
絶対できる
英語プレゼンテーション

Philip Hawke,
Robert F. Whittier／著
福田忍／訳
伊藤健太郎／編集協力

スクリプト作成・スライド・発音・身振り・質疑応答と、英語プレゼンに必要なスキル、ノウハウをこの1冊で完全網羅！英文例、チェックリスト、損をしない豆知識など知りたいことのすべてが詰まった指南書の決定版！

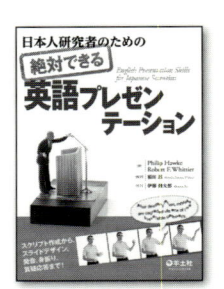

- 定価（本体3,600円＋税） ■ B5判
- 207頁 ■ ISBN978-4-7581-0842-3

増刊 レジデントノート

レジデントノート増刊（Vol.14-No.1）

キーワードから展開する
攻める診断学

重要情報から鑑別診断を絞り込み、華麗に診断する！

蓑田正祐，山中克郎／編

よくある主訴について医療面接や身体所見、検査結果から重要なキーワードを抽出する技術を伝授！そのキーワードからどう鑑別診断を展開するか解説します．ベテラン医師が日常診療で行う"攻める"診断力が身に付く！

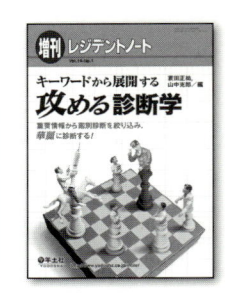

- 定価（本体4,200円＋税） ■ B5判
- 310頁 ■ ISBN978-4-7581-0528-6

ホンモノの教育回診をリアル体験！

Dr宮城の
教育回診実況中継

ホンモノの診察技法と
疾患を劇的に絞り込む思考プロセス

重森保人／著
徳田安春／編
宮城征四郎／監

臨場感たっぷりの会話形式で、一流指導医の教育回診が体験できる！問診と身体所見から、まるで推理小説を解くかのように疾患を絞り込んでいくプロセスは一見の価値あり！鑑別などの重要ポイントも一目でわかります！

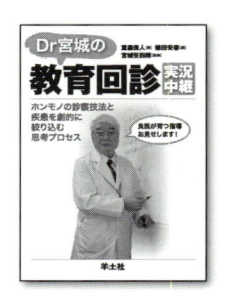

- 定価（本体3,800円＋税） ■ B5判
- 230頁 ■ ISBN978-4-7581-0615-3

カンファでの発表に自信がもてます！

米国式
症例プレゼンテーションが
劇的に上手くなる方法

病歴・身体所見の取り方から
診療録の記載、症例呈示までの実践テクニック

岸本暢将／編著

「カンファレンスで症例発表をするのが苦手…」、「指導医に患者さんの状態を伝えるのって意外に難しい…」という方必見！日本語・英語例文付きだからすぐに使えて、症例プレゼンが断然上手くなる！携帯に便利な「ポイント要約カード」付き！

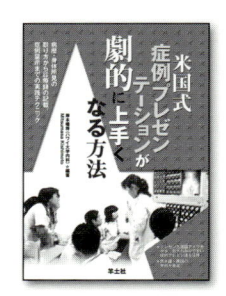

- 定価（本体3,200円＋税） ■ A5判
- 168頁 ■ ISBN978-4-89706-681-3

発行 羊土社 YODOSHA
〒101-0052 東京都千代田区神田小川町2-5-1 TEL 03(5282)1211 FAX 03(5282)1212
E-mail：eigyo@yodosha.co.jp
URL：http://www.yodosha.co.jp/

ご注文は最寄りの書店，または小社営業部まで